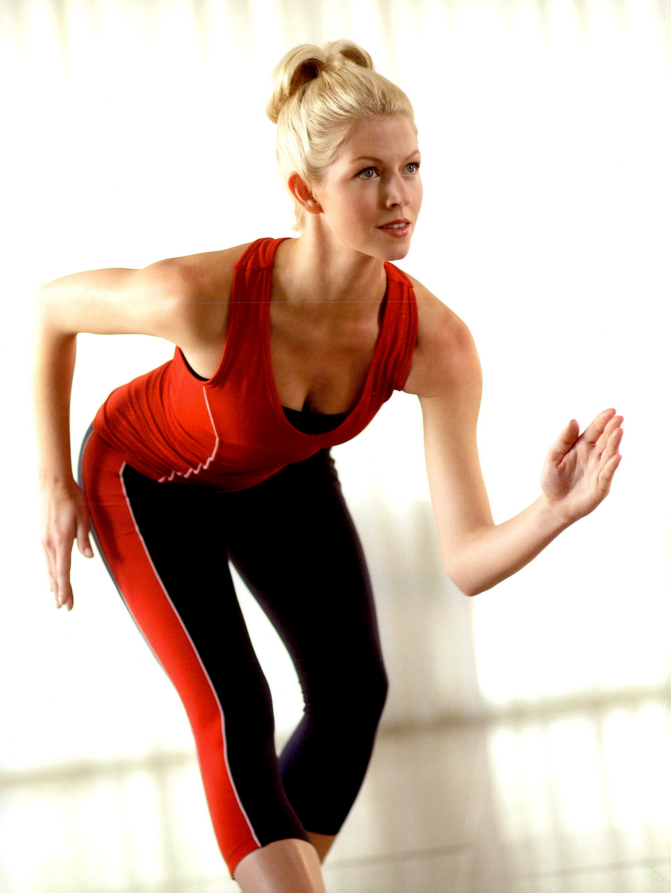

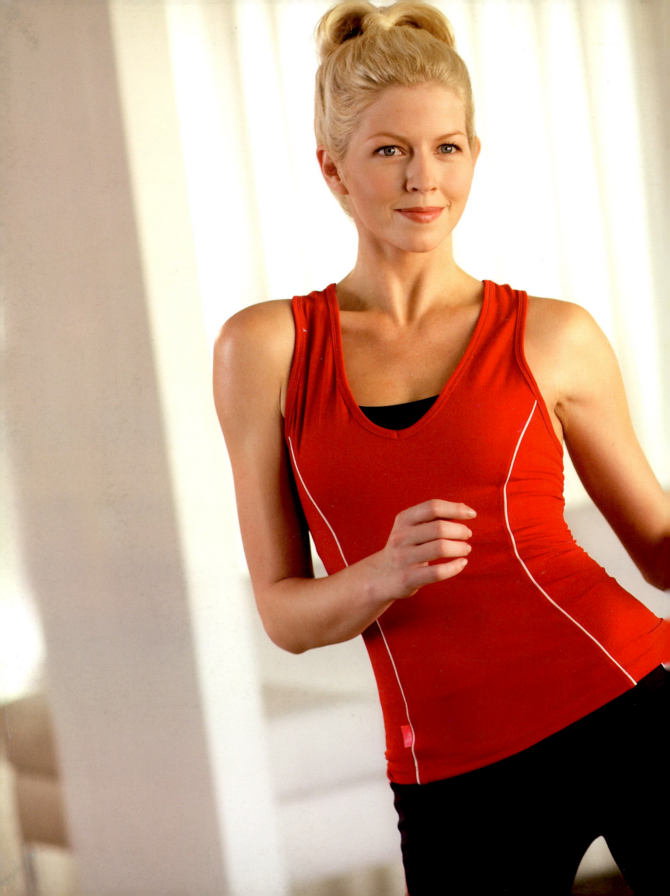

4 séances de

>> **15** minutes

pour **brûler**

vos calories

Efua Baker

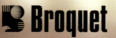

97-B, Montée des Bouleaux, Saint-Constant, Qc, Canada J5A 1A9,
Internet : www.broquet.qc.ca   Courriel : info@broquet.qc.ca
Tél. : (450) 638-3338   Téléc. : (450) 638-4338

DK

UN LIVRE DE DORLING KINDERSLEY

www.dk.com

Catalogage avant publication de Bibliothèque et Archives
nationales du Québec et Bibliothèque et Archives Canada

Baker, Efua

Pour brûler vos calories

(15 minutes)

Traduction de : 15 minute calorie burn workout.

Doit être acc. d'un DVD-vidéo.

Comprend un index.

ISBN 978-2-89654-139-3

1. Exercices amaigrissants. I. Titre.

RA781.6.B3414 2010   613.7'12   C2009-941697-2

Pour l'aide à la réalisation de son programme éditorial, l'éditeur remercie :
Le gouvernement du Canada par l'entremise du Programme d'Aide au
développement de l'industrie de l'édition (PAIDÉ) ; La Société de développement
des entreprises culllturelles (SODEC) ; L'association pour l'exportation du livre
Canadien (AELC).
Le gouvernement du Québec - Programme de crédit d'impôt pour l'édition
de livres - Gestion SODEC.

Titre original : *15 minute calorie burn workout*
Copyright © 2010 Dorling Kindersley Limited
Texte copyright © 2010 Efua Baker

Pour le français (Québec) :
Copyright © Ottawa 2010 Broquet Inc.
Dépôt légal – Bibliothèque et Archives nationales du Québec
1er trimestre 2010

Traduit de l'anglais par Maud Beylle
Matriçage Studio Plasma — Vincent Cardinal
Composition multimédia Studio Plasma —
    Pierre-Luc Paré
Narration Dominique Dufour
Éditeur Antoine Broquet

ISBN 978-2-89654-139-3

Imprimé en Chine

Avertissement
Toute personne prenant part à une activité de remise en forme
est responsable de ses actes et de sa sécurité. Si vous souffrez
d'un problème de santé, consultez votre médecin avant d'entre-
prendre les activités présentées dans cet ouvrage. Les informations contenues dans ces pages ne peuvent en aucun cas se
substituer au jugement d'un professionnel afin d'éliminer tout
risque de blessure ou d'accident.

Directeur de projet Hilary Mandleberg
Directeur de projet artistique Ruth Hope
Éditeur en chef Jennifer Latham
Éditeur artistique Susan Downing
Gestion du projet Dawn Henderson
Gestion artistique Christine Keilty
Directeur artistique Peter Luff
Éditeur Mary-Clare Jerram
Photo Ruth Jenkinson
Designer Sonia Charbonnier
Contrôle produit Alice Holloway
Directeur de production Jenny Woodcock

DVD édité par **Chrome Productions**
www.chromeproductions.com

Réalisateurs Joel Mishcon, Gez Medinger
Producteur Hannah Chandler
Directeurs de la photographie Benedict Spence, Jon Kassel
Caméra Benedict Spence, Jon Kassel
Assistants caméra Mat Hyman, Matt Russell
Gaffer Jonathan Spencer
Assistant de production Sam Rowland
Musique Chad Hobson

Sommaire

Préface de l'auteur

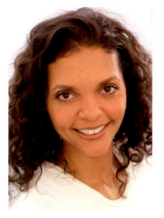

La pratique d'un exercice physique ou plutôt la « sculpture du corps », comme j'aime à définir mon activité, m'ont toujours fasciné. Je suis à chaque fois émerveillée de voir à quel point la pratique d'un sport et notre alimentation peuvent nous permettre de modifier l'aspect de notre corps. Certains de mes clients ont perdu beaucoup de poids et leur silhouette a radicalement changé. Les résultats qu'ils ont obtenus sont véritablement « miraculeux ». Comment ? En pratiquant les bons exercices et en mangeant les bons aliments. C'est simple.

La confusion dans laquelle nous laissent toutes les informations concernant les régimes et le sport est bien l'une de mes bêtes noires. Comme beaucoup, j'ai moi aussi dû me battre contre les kilos superflus à un moment de ma vie. De la fin de mon adolescence à mes vingt ans, j'ai essayé tous les régimes possibles. Un jour, j'ai même suivi le dernier programme minceur à la mode qui consistait à manger un seul et unique aliment à volonté – du raisin dans mon cas. Mon père me fit alors remarquer qu'il était surprenant de voir que les vaches qui ne mangent pourtant que de l'herbe pèsent plus d'une tonne. Ce qu'il faut bien comprendre, c'est que même si vous limitez votre alimentation à un seul aliment mais ne pratiquez aucun sport, vous prendrez du poids.

S'il existait un médicament qui puisse nous sculpter des « tablettes de chocolat » ou nous assurer une silhouette de rêve, nous nous pavanerions tous en exhibant nos corps parfaits et sans défaut.

Malheureusement, il n'existe aucun remède miracle.

Donc… pour perdre du poids, vous devez absorber moins de « carburant » (les calories) que vous n'en consommez. Dans le cas contraire, votre corps stockera ce « carburant » et vous prendrez du poids. Pas besoin d'équation scientifique compliquée, la règle est simple.

Nous savons tous ce qu'il nous reste à faire. Nous n'avons plus qu'à nous y mettre ! Une nourriture saine et de l'exercice. La clé de la réussite consiste à ne pas trop modifier vos habitudes pour ne pas avoir l'impression de suivre un régime, ou de vous priver. Vous devez également trouver le type d'exercice que vous prenez plaisir à faire, quelque chose qui vous stimule. C'est le seul moyen d'aller au bout de votre défi. Dans ce livre, vous découvrirez quatre séquences différentes qui vous permettront de brûler des calories. Essayez-les toutes et choisissez-en au moins une qui vous convienne. Ainsi vous vous débarrasserez de cet excédent de « carburant » avec plaisir.

Quand quelque chose ne fonctionne pas, je prône toujours le dynamisme et le changement. Ce qu'il y a de génial avec les régimes et le sport, c'est que, contrairement à bien d'autres choses, vous avez le contrôle total de la situation et vous seul pouvez en tirer les bénéfices. Si vous n'aimez plus votre corps et le volume de vos fesses, lancez-vous, brûlez les calories et sculptez votre silhouette. Activez-vous. Je suis là pour vous aider, avec plaisir !

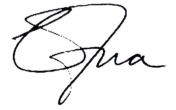

>> **Comment utiliser** ce livre

Boxe, aérobic, course ou danse. A vous de choisir. Chacune de ces séquences de 15 minutes vous aidera à brûler des calories, à re-sculpter et tonifier votre corps. Elles ont toutes été conçues pour vous stimuler et vous amuser, alors lancez-vous !

Les quatre séquences présentées dans ce livre et dans le DVD qui l'accompagne vont vous aider à brûler les calories et à tonifier et remodeler votre corps. Lorsque vous visionnez le DVD, le numéro des pages s'affiche à l'écran et vous permet ainsi de vous référer au livre où vous trouverez les instructions détaillées correspondant à chaque exercice.

En général, vous répéterez chaque enchaînement de mouvements quatre fois. Par exemple, quatre fois vers la droite, puis quatre fois vers la gauche. Il se peut aussi que l'on vous demande d'alterner huit fois les deux côtés.

Parmi les quatre programmes proposés, les séquences boxe et course sont les plus fatigantes, mais il est toujours possible de les rendre moins intenses en modifiant certains exercices (voir p. 16). Commencez par le programme qui vous attire le plus. Le nombre de calories que vous brûlerez en suivant ces programmes dépend pour beaucoup de votre morphologie, de votre état de santé général et de votre condition physique. Consultez les astuces que nous vous donnons pour optimiser vos efforts (voir p. 16-17) et tirer le meilleur parti de vos séances de 15 minutes.

Les volets rabattables

Sur les volets rabattables, vous trouverez un résumé en image de chaque séquence. Une fois que vous maîtriserez l'un des programmes, ils pourront vous être utiles. Utilisez-les comme pense-bête pour enchaîner les mouvements.

Pour votre sécurité

Lorsque vous faites du sport, faites preuve d'intelligence. Si vous vous sentez bien, tout va bien. Vous pouvez repousser un peu vos limites. Si ce n'est pas le cas, réduisez le niveau d'intensité de l'exercice (voir test p. 14). N'oubliez pas, il est toujours recommandé de consulter un médecin avant d'entamer un programme de remise en forme, en particulier si vous souffrez de problèmes de santé ou si vous suivez un traitement à long terme.

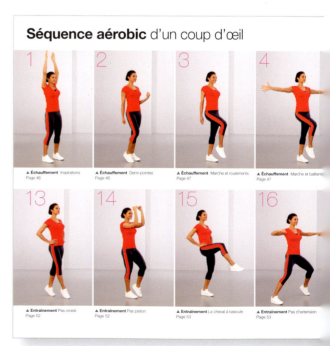

Séquence aérobic d'un coup d'œil

△ **Échauffement** Inspirations Page 46
△ **Échauffement** Demi-pointes Page 46
△ **Échauffement** Marche et roulements Page 47
△ **Échauffement** Marche et battem Page 47
△ **Entraînement** Pas croisé Page 52
△ **Entraînement** Pas piston Page 52
△ **Entraînement** Le cheval à bascule Page 53
△ **Entraînement** Pas d'extension Page 53

Volet rabattable A la fin de chaque séquence, un volet rabattable vous permet de revoir en un clin d'œil tous les exercices de l'enchaînement.

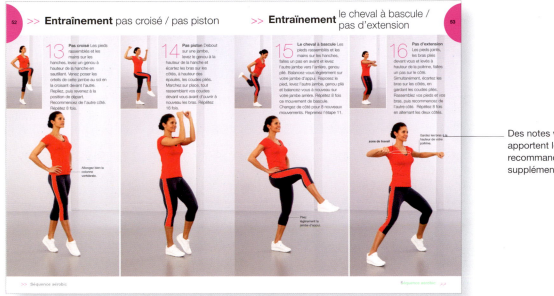

13 **Pas croisé** Les pieds rassemblés et les mains sur les hanches, levez un genou à hauteur de la hanche en sautillant. Venez poser les orteils de cette jambe au sol en la croisant devant l'autre. Repliez, puis revenez à la position de départ. Recommencez de l'autre côté. Répétez 8 fois.

14 **Pas piston** Debout sur une jambe, levez le genou à la hauteur de la hanche et écartez les bras sur les côtés, à hauteur des épaules, les coudes pliés. Marchez sur place, tout rassemblant vos coudes devant vous avant d'ouvrir à nouveau les bras. Répétez 16 fois.

15 **Le cheval à bascule** Les pieds rassemblés et les mains sur les hanches, faites un pas en avant et levez l'autre jambe vers l'arrière, genou plié. Balancez-vous légèrement sur votre jambe d'appui. Reposez le pied, levez l'autre jambe, genou plié et balancez-vous à nouveau sur votre jambe arrière. Répétez 8 fois ce mouvement de bascule. Changez de côté pour 8 nouveaux mouvements. Reprenez l'étape 11.

16 **Pas d'extension** Les pieds joints, les bras pliés devant vous et levés à hauteur de la poitrine, faites un pas sur le côté. Simultanément, écartez les bras sur les côtés, en gardant les coudes pliés. Rassemblez vos pieds et vos bras, puis recommencez de l'autre côté. Répétez 8 fois en alternant les deux côtés.

Allongez bien la colonne vertébrale.

Pliez légèrement la jambe d'appui.

zone de travail   Gardez les bras à la hauteur de votre poitrine.

Des notes vous apportent les recommandations supplémentaires.

Les exercices étape par étape En haut à gauche, une petite photo vous indique la position de départ, lorsque cela est nécessaire. Les autres photos vous présentent l'exercice étape par étape.

Les volets présentent tous les exercices de la séquence.

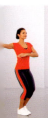
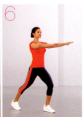
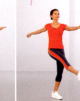
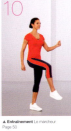
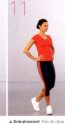
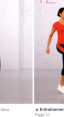
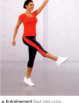

6 ▲ **Échauffement** Pas en arrière Page 48

7 ▲ **Échauffement** Coup de pied Page 49

8 ▲ **Échauffement** Enroulé Page 49

9 ▲ **Entraînement** Talonnade Page 50

10 ▲ **Entraînement** Le marcheur Page 50

11 ▲ **Entraînement** Pas de deux Page 51

12 ▲ **Entraînement** Saut pied poing Page 51

nt Pas de côté

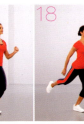
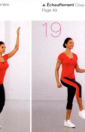

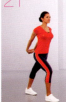
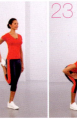
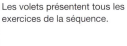

18 ▲ **Entraînement** Ski de fond Page 54

19 ▲ **Étirements** Marche Page 55

20 ▲ **Étirements** Étirement 3 en 1, I page 55

21 ▲ **Étirements** Étirement 3 en 1, I Page 56

22 ▲ **Étirements** Étirement de quadriceps Page 56

23 ▲ **Étirements** Étirement de l'intérieur de la cuisse, Page 57

24 ▲ **Étirements** Enroulé Page 57

lt Jogging

9

>> Que sont les calories ?

Les calories sont des unités d'énergie. Elles fournissent à notre corps le « carburant » dont il a besoin pour fonctionner – pour faire battre notre cœur, respirer, digérer, renouveler nos globules rouges, ou encore pour maintenir la température corporelle. Elles nous procurent aussi l'énergie dont nous avons besoin pour bouger et faire de l'exercice.

Nous puisons des calories dans les aliments que nous mangeons ; comme si nous faisions le plein d'essence. Malheureusement, à la différence des voitures, la taille de notre réservoir n'est pas limitée et ne peut servir à stocker les calories dont nous n'avons pas besoin immédiatement. Le problème est donc que ces excédents se transforment en graisse qui vient enrober notre corps.

La solution ? « Équilibrer nos apports » et n'absorber que la quantité de « carburant » dont nous avons besoin ! Plus besoin de réservoir !

Mais alors, combien d'énergie utilisons-nous ? Pour préserver leur poids de santé, les femmes ont besoin de 2200 calories par jour et les hommes de 2500 calories en moyenne. Mais déterminer le nombre de calories dont vous avez besoin en tant qu'individu n'est pas si simple. Votre métabolisme de base correspond à l'énergie utilisée par votre corps au repos pour fonctionner, mais

CALCUL DE VOTRE APPORT ÉNERGÉTIQUE JOURNALIER CONSEILLÉ

Afin d'effectuer ce calcul, vous devez d'abord déterminer votre métabolisme de base – le nombre de calories dont votre corps a besoin pour fonctionner. Il représente 50 à 80% de l'énergie que vous utilisez au total. Le reste correspond à ce dont vos muscles ont besoin pour effectuer vos activités quotidiennes. Le métabolisme varie si vous êtes ou non actif et selon votre sexe.
Note : 1 inch = 2.54cm ; 1 kilogramme = 2.2lb

Métabolisme des hommes = 66 + (13,7 x poids en kg) + (5 x taille en cm) - (6,8 x âge)

Métabolisme des femmes = 655 + (9,6 x poids en kg) + (1,8 x taille en cm) - (4,7 x âge)
Donc, si vous êtes une femme de 30 ans, mesurant 167,6 cm et pesant 54,5 kg, votre métabolisme est égal à : 655+523+302-141= 1339 calories/jours.

Maintenant vous pouvez calculez votre **apport énergétique journalier conseillé** à l'aide du tableau ci-dessous. Ainsi, pour un métabolisme égal à 1339 calories par jour et un taux d'activité moyen, vos besoins sont de = 1,55 x 1339 = 2075 calories/jour

TAUX D'ACTIVITÉ	MÉTABOLISME		
Vous êtes sédentaire (peu d'activité, travail de bureau)	M	x	1,2
Peu actif (exercice simple 1-3 fois/semaine)	M	x	1,375
Moyennement actif (sport modéré 3-5 fois/semaine)	M	x	1,55
Très actif (sport difficile 6-7 fois/semaine)	M	x	1,725
Extrêmement actif (sport intense et travail physique)	M	x	1,9

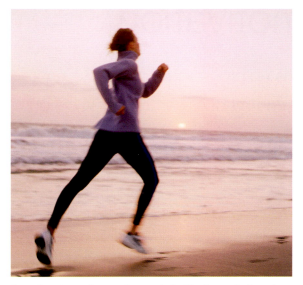

Courrir est une bonne façon de brûler les calories et l'occasion de prendre l'air. Vous pouvez brûler 150 calories en seulement 15 minutes de course à pieds.

COMBIEN DE CALORIES J'ÉLIMINE ?

Que vous fassiez du sport ou vos tâches ménagères, vous brûlez des calories. Ce tableau vous indique combien une personne pesant 70 kg en élimine en moyenne si elle pratique l'une de ces activités pendant 15 minutes. Ces données varient en fonction de l'âge, du poids, de la condition physique et de l'intensité de l'activité.

15 MINUTES DE	CALORIES BRÛLÉES
Saut à la corde	185
Boxe	165
Course (8 km/h)	150
Ski de fond	149
Vélo (20 km/h)	149
High Impact aérobic	130
Ski alpin	111
Nage	110
Déblayage de la neige	110
Aérobic	100
Danse	100
Jardinage	83
Soin d'un bébé	65
Ratissage de la pelouse	60
Cuisine	46
Réunion assis	30
Travail sur ordinateur	26
Télévision	14
Sommeil	11

nous brûlons/utilisons tous les calories à des rythmes différents. Votre métabolisme de base dépend de votre âge, de votre sexe, de votre poids « maigre » (une personne mince et musclée brûle plus de calories qu'une personne dont l'indice de masse grasse est plus élevé) et de votre héritage génétique. Le tableau ci-contre vous permet de calculer vos apports énergétiques journaliers conseillés. Si vous mangez plus et ne faites pas plus d'exercice, vous prendrez du poids !
Admettons que vous vouliez perdre 3,5 kg ; pour vous débarrasser de 0,5 gr, vous devez brûler 3500 calories. Bien sûr, vous pouvez vous rationner (manger de petites quantités plus souvent aide à brûler plus de calories), mais si vous optez pour un double programme – régime et exercice – vous avez plus de chance de réussir. La règle est simple. Absorbez moins de carburant et brûlez-en plus. En pratiquant des exercices physiques, vous vous musclez et éliminez plus de graisses.
Mais alors, quel type d'exercice permet de brûler des calories ? N'importe quelle activité physique est bénéfique, mais, de l'avis général, l'aérobic reste le plus efficace. Cela suppose de faire travailler votre système cardiovasculaire – cœur et poumons – à l'aide d'enchaînements rythmés sollicitant la plupart de vos muscles. Toutes les séquences de ce livre peuvent être

considérées comme de l'aérobic. Les appliquer semble donc être le meilleur moyen de vous y mettre, mais vous trouverez dans le tableau ci-dessus le nombre de calories dépensées pour exécuter différentes activités.
Tout comme j'aime connaître le nombre de calories que j'élimine en faisant du sport, j'aime aussi savoir la valeur énergétique des aliments que je consomme. Si je mange un cookie au chocolat, je dois faire 15 minutes d'aérobic pour compenser. Hmmm…

>> **Le jeu** de la motivation

Lorsque nous voulons nous lancer dans un programme de remise en forme, nos motivations diffèrent. Il faut commencer par trouver la clé qui démarrera notre moteur ! Si la pratique d'exercice physique vous paraît superflue, lisez ce qui suit et vous verrez que seuls les résultats comptent.

Pour la plupart de mes clients, c'est l'apparence physique qui les pousse à faire appel à moi pour sculpter leur corps. Cela peut également être votre motivation, que vous prévoyiez des vacances en bikini, un mariage ou simplement si vous avez envie que vos amis remarquent que vous êtes très en forme ces derniers temps.

Si la santé reste le moteur des exercices physiques (voir ci-après), je ne peux nier que l'esthétique demeure la première motivation de la majorité des gens. Et cela n'est pas un problème. Car les bénéfices que l'on tire de la pratique régulière d'un exercice physique sont multiples : vous vous sentirez mieux dans votre peau et dans votre tête, car votre corps sera plus tonique et plus sain.

Si vous trouvez l'exercice qui vous plaît, vous ne perdrez pas votre motivation. Faire du sport avec un ami peut aussi vous aider. Vous ne voudriez pas le laisser tomber ?

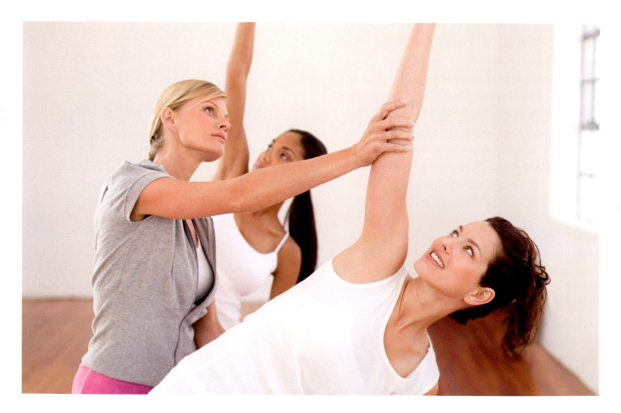

Il existe aussi des gens qui se tournent vers l'exercice car les gestes qu'ils pouvaient faire sans effort il y a 10 ou 20 ans leur paraissent plus difficiles aujourd'hui. Soudain, jardiner, faire le ménage ou pratiquer son sport favori n'est plus aussi simple. Pour eux, l'un exercice physique permet de rester suffisamment fort et souple pour continuer à pratiquer leurs activités favorites.

Les bénéfices pour la santé

Nous savons tous plus ou moins ce qui est bon pour notre corps. Un sport régulier favorise le bon fonctionnement de nos fonctions cardiovasculaires et respiratoires. Des études ont démontré que l'exercice physique réduit sans conteste les risques de maladies cardiaques ou d'hypertension et augmente le taux de « bon » cholestérol. Ce qui nous aide également à contrôler notre taux de glucides et donc à éviter les problèmes de diabète. Notre densité osseuse s'améliore, le sport nous protège donc aussi de l'ostéoporose. De plus, l'activité physique nous permet de reculer les effets du vieillissement et donc d'améliorer notre métabolisme de base, en nous aidant à brûler plus vite les calories (voir p. 10).

Le sport agit en outre sur les troubles du sommeil comme l'insomnie et nous en retirons des bénéfices physiologiques : évacuation du stress, ou meilleure estime de soi. Aujourd'hui, on prescrit souvent la pratique d'un sport aux patients souffrant de dépression, et cela peut parfois s'avérer bien plus efficace que des antidépresseurs. Enfin, le sport stimule nos fonctions sexuelles et notre libido.

Pratiquer régulièrement un exercice renforce nos os, rend nos muscles plus flexibles, améliore notre posture et notre respiration – ce qui signifie que nous nous sentons mieux. Mais pour être crédibles, ces résultats doivent être perceptibles : perdre du poids ou se muscler est évidemment plus parlant que l'amélioration de notre taux de cholestérol, de notre tension, ou de notre densité osseuse. Toutefois, ne sous-estimez pas ces bénéfices invisibles, que cela vous intéresse ou non. Alors qu'attendez-vous ? Lancez-vous !

>> Top astuces pour rester motivé

- **Trouvez le type d'exercice** qui vous plaît et que vous aurez hâte de pratiquer.

- **Les résultats sont la clé,** alors suivez les conseils de ce livre et découvrez quelle activité donne le plus rapidement des résultats à long terme. Lorsque vous verrez votre corps se modifier, vous n'aurez plus envie d'abandonner.

- **S'entraîner pour une occasion particulière** est un bon moyen de ne pas baisser les bras. Certaines courses ou les mini-triathlons sont idéaux pour vous aider à ne pas perdre de vue les objectifs à atteindre pour le jour J.

- **Jouez avec votre corps.** Comme vous, votre corps aime le changement, aussi pensez à modifier de temps en temps vos séquences d'entraînement pour le stimuler et brûler davantage de calories.

- **Vous ne voyez plus de résultats ?** changez de programme, essayez-en un autre. Un simple petit changement suffit pour que votre corps redémarre.

- **Faites appel à un coach personnel.** Consulter un coach, ne serait-ce qu'une ou deux fois, peut vous aider à concevoir un programme personnalisé, et à accélérer vos progrès une fois que vous êtes lancé.

- **Entraînez-vous avec un ami.** Si votre ami est sportif, il vous sera bien plus difficile de faire sauter une séance que si vous vous exercez seul à la maison.

- **Si vous ne disposez pas de 15 minutes** par jour pour faire du sport pour le moment, trouvez de nouvelles activités à pratiquer au quotidien. Essayez le jardinage, rendez-vous à pied au travail ou mettez-vous au vélo.

>> **Du sport** en toute sécurité

Félicitations ! Vous avez décidé de bouger, de brûler des calories, de perdre du poids et d'être en meilleure forme. Mais si vous n'avez jamais fait d'exercice, il est important de savoir comment débuter en toute sécurité. Suivez donc mes conseils et vous ne risquerez pas la moindre blessure.

Je vous ai déjà indiqué la marche à suivre en cas de problèmes de santé ou si vous suivez un traitement à long terme (voir p. 8), mais une fois prêt à l'action, il faut connaître les règles qui vous éviteront un accident. Voici donc une liste des choses à faire et à éviter.

Échauffez-vous. La durée et le type d'échauffement dont vous avez besoin dépendent de l'exercice ou du sport que vous pratiquez. Pensez à marcher avant de vous lancer dans un jogging, ou à trottiner avant de vous lancer dans une course. Votre échauffement dépend également de votre condition physique initiale, et notamment de votre âge et des éventuelles blessures que vous avez subies. Plus vous êtes vieux, moins vos articulations sont souples, il vous faudra donc effectuer un échauffement plus long. S'il s'agit d'anciennes blessures, prenez soin de bien préparer la partie du corps affectée. Le climat a aussi des effets. Avant l'effort, s'il fait froid, vos muscles mettront plus longtemps à se réchauffer que si vous vous trouvez dans une pièce chaude.

Ne sautez pas les étirements de relaxation. Ce temps de relâchement permet non seulement de ralentir votre pouls et votre respiration, mais aussi de diminuer la température de votre corps. Il vous évite d'avoir la tête qui tourne ou que votre sang n'afflue trop vers vos extrémités. Ces exercices peuvent être une version plus lente ou moins intense de ceux que vous venez d'effectuer. Dans les séquences de 15 minutes pour brûler vos calories, la relaxation commence par de la marche et se poursuit par des étirements qui non seulement évitent les blessures, mais vous aident à diminuer les courbatures.

Veillez à porter des chaussures de sport adaptées à l'activité que vous pratiquez. Nul besoin de modèle coûteux à la mode, votre choix doit simplement être sensé. Dans le commerce, vous trouverez de nombreux modèles qui ressemblent à des chaussures de sport mais qui n'offrent pas à vos pieds le maintien nécessaire à l'exercice physique. Pour les séquences proposées

>> **Le test** de la parole

- **Si vous parlez facilement** durant un exercice pratiqué en douceur, c'est que vous travaillez mal.

- **S'il vous est confortable de parler** lorsque vous pratiquez une activité modérée, votre rythme est bon.

- **Si vous parlez avec une légère difficulté** lorsque vous effectuez un exercice plus intense, le rythme est toujours bon.

- **Si vous ne pouvez pas parler** parce que vous avez le souffle court pendant un exercice assez dynamique, vous travaillez trop dur. Ralentissez.

dans ce livre, il vous faut une paire de chaussures de cross. Si vous pratiquez la course, vous devrez impérativement en acheter une autre paire.

Ne vous fixez pas d'objectifs inaccessibles. En effectuant les premières séances, vous comprendrez que votre objectif sera d'abord d'achever l'échauffement avant la fin de la musique qui l'accompagne. Par la suite vous pourrez vous en fixer de plus ardus.

Investissez dans un bon soutien-gorge de sport. Peu importe l'opulence de votre poitrine, en seulement 15 minutes de sport, vous pouvez gravement altérer les ligaments si vous vous exercez sans soutien-gorge.

Prenez votre temps. Ne foncez pas tête baissée. Vous n'allez pas courir un marathon ou escalader l'Everest après une seule semaine d'entraînement. Le plus souvent, les blessures liées à la pratique d'un sport affectent ceux qui repoussent trop loin leurs limites alors qu'ils viennent de reprendre une activité physique.

Gardez la bonne position et suivez bien les instructions. Si vous ne parvenez pas à garder le dos droit, le ventre rentré et les épaules relâchées (voir p. 16), c'est que vous travaillez mal. Non seulement vous brûlerez moins de calories, mais vous risquez de vous blesser ou de renforcer votre tendance à adopter une mauvaise posture.

Ne faites pas de sport si vous vous sentez mal ou après avoir bu de l'alcool. Vous ne serez pas suffisamment à l'écoute de votre corps pour travailler correctement et en toute sécurité.

Variez et adaptez vos enchaînements. Vos résultats diminueront – ou atteindront un « plateau »

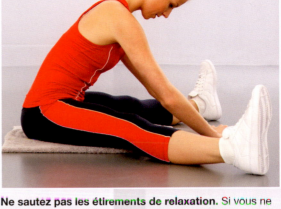

Ne sautez pas les étirements de relaxation. Si vous ne parvenez pas à exécuter l'étirement de l'intérieur des cuisses (voir p. 33), essayez en position assise. Placez un coussin sous vos fesses pour les surélever.

– si vous effectuez toujours la même séquence sans en modifier l'intensité (voir p. 13).

Adoptez une alimentation saine. Votre corps ne fonctionnera bien que si vous lui donnez du « carburant » de qualité. C'est-à-dire un mélange équilibré de protéines, de glucides et de lipides (voir p. 121).

Hydratez-vous. Si vous vous exercez correctement, vous allez transpirer ; vous devez donc boire un demi-verre d'eau toutes les 10 à 15 minutes pour remplacer les fluides que vous éliminez. Dans tous les cas, évitez la caféine présente dans le café, le thé et les sodas car elle déshydrate votre corps.

S'étirer permet d'éviter les blessures. Cette version au sol de l'étirement des quadriceps (voir p. 32) est recommandée quand vous ne pouvez pas garder l'équilibre debout. Protégez vos hanches.

>> **Personnalisez** vos exercices

Vos séquences de *15 minutes pour brûler vos calories* ne sont, je l'espère, qu'un début. Lisez donc ce qui suit si vous voulez éliminer les calories plus vite ou, au contraire, si vous voulez simplifier les exercices lorsque votre forme physique initiale ne vous permet pas de suivre mon programme. Les conseils que je vous donne s'appliquent à tout type d'exercice.

Si vous êtes en mesure de consacrer 15 minutes de votre temps pour effectuer mes séances d'entraînement, autant en tirer le meilleur parti. Il est naturel que vous vouliez brûler dans ce laps de temps le maximum de calories, surtout si vous avez du mal à renoncer aux friandises le reste de la journée. Sans compter qu'en progressant, vous risquez d'atteindre un « plateau » (voir p. 13). Tout simplement parce que votre corps s'habitue à votre nouvelle activité physique et décide de faire une pause. Vous devez lui donner un petit coup de fouet de temps en temps.

Sachez qu'il existe bien des manières d'intensifier un exercice, pour à la fois brûler plus de calories, mais aussi pour dépasser votre « plateau ».

Une posture parfaite

Tout d'abord, pensez à toujours maintenir une position parfaite, c'est-à-dire rentrer le ventre, garder le dos droit et les épaules relâchées. Cela paraît anodin, mais c'est précisément grâce à cela que vous brûlerez davantage de calories. Cet effort supplémentaire se transforme en calories. En faisant bien travailler vos muscles, ils se raffermiront et se tonifieront.

Pratiquer la technique de « l'esprit lié au muscle » vous aidera à adopter une bonne posture. Concentrez-vous simplement sur la partie du corps que vous voulez sentir travailler, et focalisez tous vos efforts ainsi que la tension des muscles sur cette zone. Dans le même temps, essayez de relâcher toutes les autres parties de votre corps.

Cela semble *a priori* simple, mais si vous maîtrisez cette technique, vous tirerez le maximum de bénéfices de votre entraînement.

Amplifiez vos mouvements

Un autre élément payant consiste à donner tout ce que vous avez pour effectuer chaque mouvement. Quand vous marchez, levez les genoux le plus haut possible et balancez franchement les bras. Si vous

---

>> **Un peu** plus simple

- **Réduisez le niveau d'intensité.** Si vous devez jogger, marchez. Si vous devez sautiller, remplacez l'exercice par la marche.

- **Oubliez les sauts.** Si vous êtes essoufflé, contentez-vous de faire un pas plutôt qu'un saut.

- **Baissez les bras.** Lever les bras au-dessus de la tête accélère le rythme cardiaque. Donc, si vous vous épuisez, baissez-les ; concentrez-vous sur le travail de vos jambes.

- **Faites les étirements de relaxation au sol.** Si vous êtes épuisé à la fin de la séquence, ne vous dispensez pas des étirements mais pratiquez-les au sol (voir p. 15).

joggez, décollez bien les pieds du sol comme si vous sautiez. Intensifiez les pas de côté en posant le pied plus loin. Amplifiez tous les exercices de plié/tendu. Mettez de la puissance dans vos coups de pied et de poing. Ainsi, vous brûlerez quelques calories supplémentaires.

Utilisez des poids

Vous pouvez aussi utiliser une paire de petites haltères pour effectuer les exercices. Si cela vous gêne dans vos mouvements, remplacez-les par des bracelets lestés. Commencez par des masses légères ne dépassant pas 250 à 500 gr dans chaque main. Suivez votre enchaînement et vous verrez vite que ces poids « plume » peuvent devenir très lourds. N'abandonnez pas. Ce sont ces accessoires qui intensifient la séquence et vous aident à brûler plus de calories. Cela vous permettra d'avoir de beaux bras musclés. Si vous utilisez des haltères, pensez à bien maintenir votre posture tout au long de l'exercice. Si vous n'y parvenez pas, mieux vaut abandonner les poids.

Prolongez la séquence

Enfin, si vous vous sentez prêt à vous entraîner pendant plus de 15 minutes – et si vous pouvez encore passer le test de la parole (voir p. 14) – rien ne vous empêche de prolonger la séquence. Vous pouvez répéter plusieurs fois chaque exercice. Vous pouvez également recommencer toute la séquence, de l'étape 9 à 18, ou bien effectuer les étapes 9 à 18 d'une séquence puis les mêmes étapes d'un autre enchaînement. N'oubliez pas de commencer par un échauffement (étapes 1 à 8), et de finir par les étirements de relaxation (étapes 19 à 24).

Brûlez des calories supplémentaires en effectuant la séquence avec des haltères. Lorsqu'il soulève ces poids, votre corps travaille intensément et vos bras se musclent.

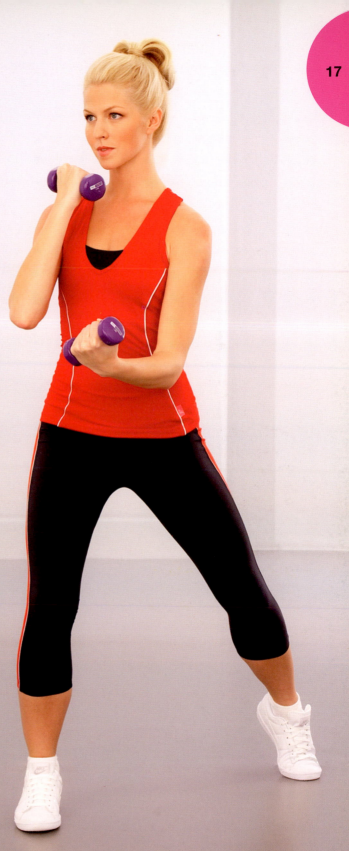

15 minutes

Séquence
Boxe >>

Mincissez et musclez-vous en
boxant. Renforcez et tonifiez
votre corps. Apprenez à vous
concentrer.

>> **Séquence** Boxe

La variété des mouvements de la boxe offre le plus intense et le plus complet des entraînements physiques que je connaisse. Cette séquence est la plus difficile de ce livre car elle mélange deux styles – la boxe et le kickboxing. Elle permet d'évacuer le stress, mais aussi d'éliminer un maximum de calories en seulement 15 minutes.

La boxe et le kickboxing sont de plus en plus populaires, en particulier auprès des femmes. Ce type d'exercice est à la fois divertissant et ambitieux. Les éléments d'aérobic vous permettront de sculpter votre corps et de brûler des calories, tandis que la coordination, la puissance et l'équilibre qu'offrent tous les styles de boxe vous aideront sans conteste à prendre confiance en vous.

Ma séquence se compose de coups de pied, de coups de poing, d'esquives et de sauts. Elle est non seulement efficace pour vous aider à perdre les kilos superflus, mais je mets aussi au défi quiconque de trouver un seul groupe de muscles qu'elle ne fasse pas travailler.

Commençons par les abdominaux. Même si l'enchaînement ne comporte aucun des exercices habituellement consacrés aux abdos, il est idéal pour muscler votre ceinture abdominale. Tant que vous maintenez la bonne posture, et pensez à bien rentrer le ventre (sans retenir votre respiration), vous pouvez escompter des résultats inespérés.

Les séries de coups de pied sollicitent également les abdominaux. Après les avoir contractés, imaginez que votre jambe se soulève grâce à eux, comme s'ils tiraient sur les ficelles d'un pantin. Ainsi vous travaillez à partir de la taille. Vous pouvez donc relâcher les muscles du dessus de vos cuisses (les quadriceps), sans qu'ils soient les seuls à être sollicités pour ce type de mouvements.

Les biceps et les muscles du buste seront aussi mis à contribution. Pour les coups de poing et les esquives, vous devez veiller à bien relâcher vos épaules. Ce n'est pas votre cou qui doit travailler. Concentrez-vous plutôt sur vos biceps et sur vos pectoraux.

>> **Astuces** séquence boxe

- **Gardez votre esprit concentré** sur vos muscles (voir p. 16). En donnant un coup de poing, pensez à vos biceps. En donnant un coup de pied, pensez à vos fessiers et à vos jambes. Vos abdos doivent toujours être contractés.

- **Mimez un véritable saut à la corde,** dessinez de petits cercles avec vos mains comme si vous teniez une corde. Vous saurez que vous exécutez correctement l'exercice quand vous en sentirez les effets dans vos biceps.

- **C'est une séquence difficile,** mais qui en vaut la peine. C'est en forgeant qu'on devient forgeron. Ne vous découragez pas.

Rappelez-vous aussi qu'il est plus facile de porter des coups de pied ou de poing sur quelque chose que de les lancer dans le vide. Vous allez devoir frapper l'air de toutes vos forces afin de ressentir la puissance de vos bras et de vos jambes. Cette séquence est d'abord conçue pour brûler des calories et tonifier les muscles, mais elle vous permettra d'améliorer votre coordination et votre concentration. C'est l'idéal pour faire le vide !

Votre séquence boxe sollicite de nombreux muscles, fait travailler votre coordination, et vous aide à gagner en force et en équilibre.

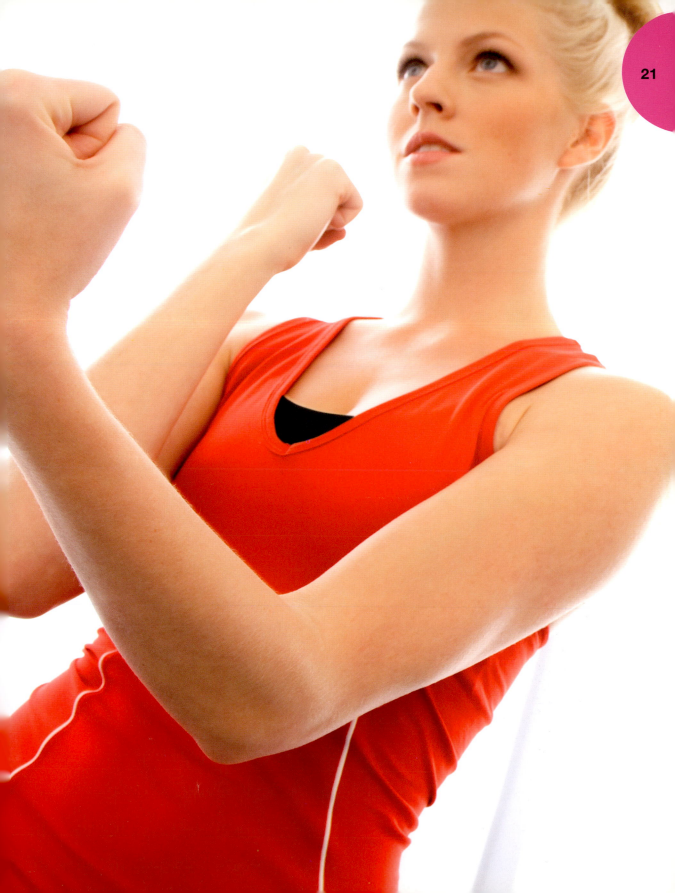

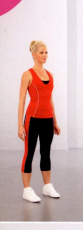

1 **Inspirations** Tenez-vous bien droit, les pieds écartés selon la largeur de vos hanches, les genoux souples et les bras le long du corps. Relâchez le cou et les épaules, et pensez à rentrer le ventre. Inspirez profondément en pliant les genoux et en tendant les bras au-dessus de votre tête. Expirez en les rabaissant lentement pour que leur mouvement dessine un demi-cercle. Gardez le dos bien droit. Répétez 4 fois.

2 **Demi-pointes** Basculez le poids de votre corps d'un pied sur l'autre en montant sur vos demi-pointes. Alternez les deux pieds et accompagnez d'un balancement du bras opposé. Ne serrez pas les poings trop fort et pensez à bien appuyer sur vos talons en posant le pied au sol pour faire travailler vos mollets. Répétez 16 fois (1 fois = un mouvement de chaque côté).

Pour bien allonger votre colonne vertébrale, étirez-vous en partant des hanches quand vous fendez les bras vers le ciel.

Zone de travail

Montez sur votre demi-pointe tout en enfonçant bien au sol le talon de l'autre pied.

3 Marche et roulements

Tenez-vous sur un pied, l'autre jambe pliée, et le genou à hauteur de la taille. Balancez le bras opposé. Marchez sur place en opposant le genou au bras. Répétez 8 fois. Puis tendez les bras le long du corps, soulevez vos épaules vers vos oreilles et faites-les rouler vers l'arrière, puis vers l'avant. Répétez 4 fois.

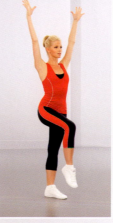

4 Marche et battements

Continuez à marcher, tendez les bras sur les côtés et faites-les se rencontrer au-dessus de votre tête. Ce faisant, écartez et serrez les doigts comme si vous battiez des ailes pour échauffer vos doigts et vos poignets. Continuez à battre des mains en baissant les bras. Répétez 4 fois.

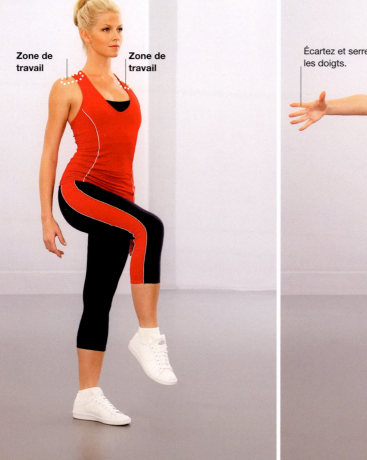

Zone de travail

Zone de travail

Écartez et serrez bien les doigts.

Séquence boxe >>

>> Échauffement pas de côté / pas en arrière

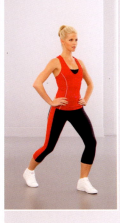

5 **Pas de côté** Les mains sur les hanches, faites un pas sur le côté, puis rassemblez vos pieds. Recommencez de l'autre côté. Répétez 4 fois, puis balancez les bras dans la même direction que votre pied. Vous devez les garder détendus et ne pas les lever plus haut que les épaules. Répétez 8 fois.

6 **Pas en arrière** Les mains sur les hanches, reculez d'un pas vers l'arrière. Revenez au centre et décalez l'autre pied. Votre poids doit toujours porter sur la jambe qui reste au centre. Répétez 4 fois, puis ajoutez un mouvement de bras en les tendant vers l'avant, juste en dessous de la hauteur des épaules, puis en les tirant vers l'arrière. Répétez 8 fois.

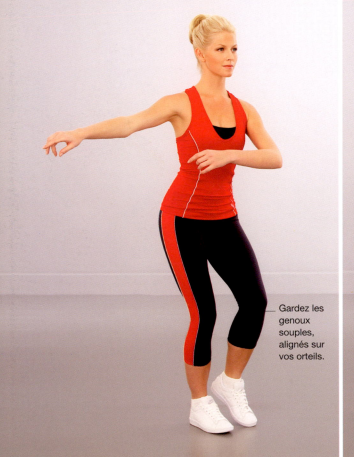

Gardez les genoux souples, alignés sur vos orteils.

Zone de travail

Zone de travail

Détendez vos épaules en lançant les bras vers l'avant.

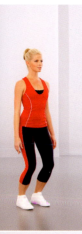

7 **Coup de pied** Les bras le long du corps, pliez les genoux et tendez les jambes en donnant un coup de pied vers l'avant. Répétez 8 fois et faites pivoter votre buste en tendant le bras opposé au pied vers l'avant et l'autre vers l'arrière. Gardez les hanches droites. Répétez 8 fois en alternant les deux côtés.

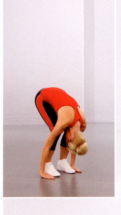

8 **Enroulé** Tenez-vous bien droit, les pieds écartés selon la largeur de vos hanches, les bras tendus au-dessus de votre tête, les épaules relâchées et le cou dans l'alignement de la colonne vertébrale. Baissez lentement les bras et rentrez le menton vers la poitrine, puis arrondissez le dos et enroulez-vous vers le sol. Descendez le plus bas possible, les bras bien détendus. Inspirez profondément. Puis, en gardant le ventre bien rentré, déroulez lentement votre colonne vertébrale, vertèbre après vertèbre. Revenez à la position de départ.

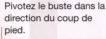

Pivotez le buste dans la direction du coup de pied.

Zone de travail

Redressez la tête en dernier.

>> **Entraînement** coup de poing croisé / corde à sauter

9 **Coup de poing croisé** Debout, les pieds légèrement plus écartés que la largeur de vos hanches et les genoux souples, lancez un coup de poing croisé sur le côté en gardant l'autre poing fermé sous le menton. Frappez le poing fermé vers le sol. Recommencez de l'autre côté, sans modifier la position de vos jambes. Répétez 8 fois en alternant les deux côtés.

10 **Corde à sauter** Rassemblez vos deux pieds, tendez les bras sur le côté, et sautez à cette corde imaginaire en alternant les deux pieds. Montez sur vos pointes en décollant les talons du sol. Vos mains décrivent de petits cercles comme si elles actionnaient la corde. Répétez 32 fois.

Zone de travail

Gardez les coudes collés au corps.

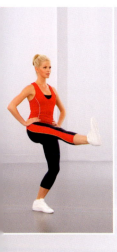

11 **Fente** Les pieds joints et les mains sur les hanches, lancez une jambe en avant, tendue à hauteur de la hanche, pointe de pied fléchie. Ramenez cette jambe vers l'arrière pour vous placer en fente en appui sur la pointe du pied. Répétez, en bloquant bien vos hanches, et en gardant toujours le genou dans l'alignement de la ligne des orteils. Rentrez le ventre et maintenez le dos droit. Répétez 8 fois, puis changez de côté pour encore 8 coups.

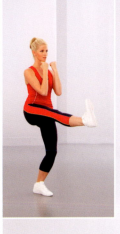

12 **Pied Poing** Les pieds joints, les bras repliés et les poings fermés sous le menton, donnez un coup de pied vers l'avant, la jambe tendue à hauteur de la hanche, pointe de pied fléchie. En la ramenant vers l'arrière pour reposer le pied sur la pointe, lancez le bras opposé en coup de poing croisé, tendu à hauteur de l'épaule. Recommencez 8 fois, puis changez de côté et répétez encore 8 fois. Recommencez l'étape 10.

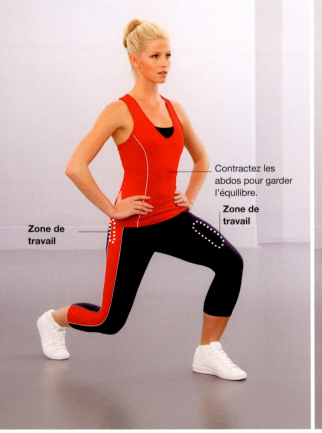

Contractez les abdos pour garder l'équilibre.

Zone de travail

Zone de travail

Faites travailler votre taille en pivotant dans la direction de votre poing.

>> **Entraînement** esquive / coup de pied latéral

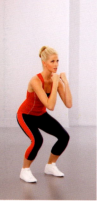

13 **Esquive** Les pieds écartés selon la largeur de vos hanches, les bras pliés poings fermés sous le menton, pliez les jambes. Faites porter votre poids sur vos talons. Tendez les jambes et inclinez-vous sur un côté en décollant du sol le talon du pied opposé. Fléchissez à nouveau et tendez vers l'autre côté. Imaginez que vous passez sous une barre d'un côté puis de l'autre. Pliez bien les jambes avant de vous redresser. Répétez 8 fois.

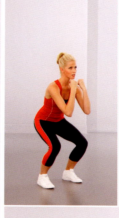

14 **Coup de pied latéral** Les pieds écartés selon la largeur de vos hanches, les bras pliés poings fermés sous le menton, fléchissez les jambes. Faites porter le poids de votre corps sur vos talons. Puis redressez-vous en tendant les genoux et en lançant un coup de pied sur le côté, pointe de pied fléchie. Répétez 4 fois et revenez à la position de départ entre chaque coup. Changez de côté pour encore 4 coups. Répétez.

Zone de travail

15 **Direct du poing**
Les pieds écartés selon la largeur de vos hanches, les bras pliés poings fermés sous le menton, donnez un coup de poing direct dans la diagonale de votre corps, à hauteur de vos épaules, en gardant l'autre poing fermé sous le menton. Frappez un premier coup de poing face au sol, puis un second face au plafond. Décollez du sol le talon du pied opposé et pivotez votre buste dans la direction du coup. Répétez de l'autre côté. Recommencez 10 fois.

Portez deux coups, poing vers le haut et poing vers le bas.

16 **Direct du pied** Les pieds joints, les bras pliés poings fermés sous le menton, lancez un coup de pied vers l'avant, pointes fléchies et jambe tendue à hauteur des hanches. Pliez légèrement la jambe d'appui pour qu'elle reste parallèle avec le pied qui a lancé le coup lorsque vous le ramenez. Répétez 8 fois, puis changez de côté pour encore 8 coups. Répétez.

Utilisez les muscles latéraux de votre taille (les obliques) pour porter votre coup.

17 **Rouleaux** Marchez sur place, les coudes pliés et les bras parallèles à la poitrine. Selon un mouvement circulaire, vos avant-bras passent l'un au-dessus de l'autre en dessinant des rouleaux. Faites-les tourner le plus vite possible en comptant jusqu'à 16, puis inversez le sens du mouvement et comptez à nouveau jusqu'à 16.

18 **Vrille piquée** Écartez bien les jambes, les pieds parallèles, pliez légèrement les genoux et penchez-vous en avant depuis la taille de manière que votre main aille toucher l'intérieur du pied de la jambe opposée. Simultanément, levez l'autre bras en gardant le coude replié pointé vers le plafond. Répétez 16 fois en alternant les deux côtés.

Répétez l'étape 10, puis les étapes 9 à 12, puis à nouveau la 10, les étapes 13 à 15, à nouveau la 10, les étapes 16 à 18 et enfin la 10.

Zone de travail

Pour bien pivoter le buste, tendez le coude vers le plafond tandis que l'autre main vient toucher votre pied.

Zone de travail

19 **Marche** Debout sur une jambe, élevez le genou à hauteur des hanches. Simultanément, balancez le bras opposé. Marchez sur place en balançant le bras et la jambe opposés. Répétez 24 fois.

20 **Étirement 3 en 1, I** Les pieds pointés vers l'avant, amenez une jambe vers l'arrière et fléchissez le genou de l'autre jambe. Entrecroisez vos doigts et levez les bras vers vos oreilles en baissant la tête. Vous devez ressentir l'étirement au niveau du dos, du cou et du mollet.

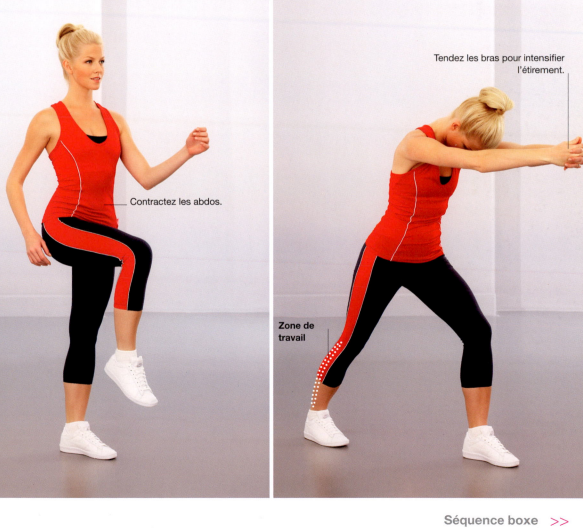

Tendez les bras pour intensifier l'étirement.

Contractez les abdos.

Zone de travail

>> **Étirements** étirement 3 en 1, II /
étirement des quadriceps

21 **Étirement 3 en 1, II** Amenez l'autre jambe vers l'arrière, pointe de pied vers l'avant et genou de la jambe avant plié. Croisez vos mains dans votre dos. Ouvrez bien la poitrine en levant vos bras vers le haut et derrière vous. Vous devriez ressentir l'étirement au niveau du mollet, de la poitrine et des bras.

22 **Étirement des quadriceps** Debout sur une jambe, tenez votre pied droit dans votre main droite. Amenez-le vers vos fesses jusqu'à ce que vous ressentiez l'étirement au niveau du dessus de la cuisse. Changez de jambe. Si vous perdez l'équilibre, trouvez un appui.

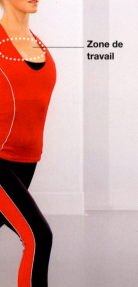

Tendez les bras pour
intensifier l'étirement.

Zone de travail

Basculez
légèrement le
bassin en avant
pour intensifier
l'étirement.

Zone de travail

15 minutes **Résumé**

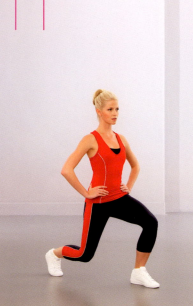

10

▲ **Entraînement** Corde à sauter
page 26

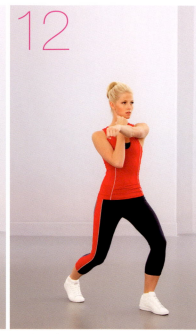

11

▲ **Entraînement** Fente
page 27

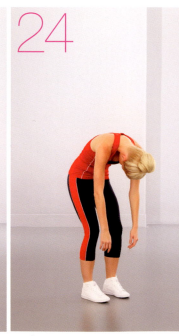

12

▲ **Entraînement** Pied poing
page 27

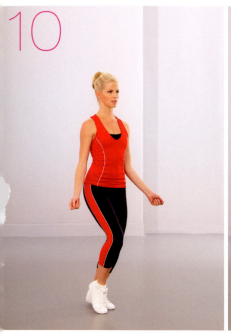

22

▲ **Étirements** étirement des quadriceps
page 32

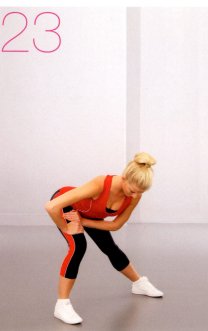

23

▲ **Étirements** étirement de l'intérieur de
la cuisse page 33

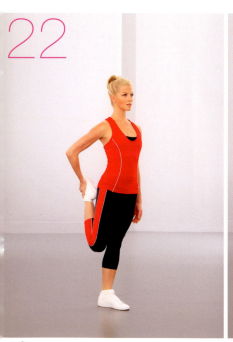

24

▲ **Étirements** Enroulé
page 33

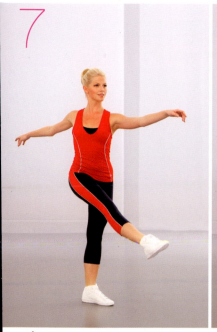

7

▲ **Échauffement** Coup de pied
page 25

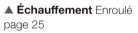

8

▲ **Échauffement** Enroulé
page 25

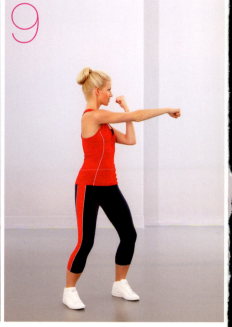

9

▲ **Entraînement** Coup de poing
croisé
page 26

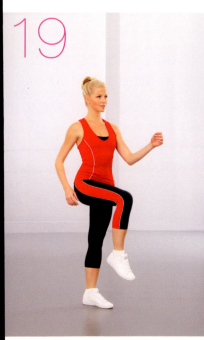

19

▲ **Étirements** Marche
page 31

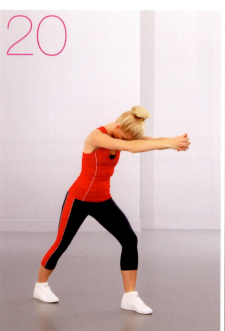

20

▲ **Étirements** étirement 3 en 1, I
page 31

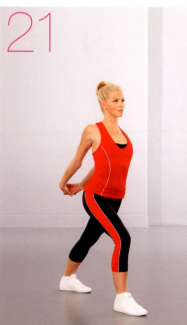

21

▲ **Étirements** étirement 3 en 1, II
page 32

>> FOIRE AUX QUESTIONS

Cette séquence intense, et dont l'objectif peut paraître difficile à atteindre, vous permettra néanmoins de tirer le meilleur profit de vos 15 minutes d'entraînement. Contractez bien vos abdominaux, en particulier dans les exercices pour porter vos coups. Bien exécuté, cet enchaînement fait travailler l'ensemble de vos muscles, tonifie votre corps et vous permet de brûler des calories.

>> Je ne comprends pas les mouvements d'esquive et ne parviens pas à me relever puis à me baisser à temps. Que dois-je faire pour attraper le coup ?

Imaginez que vous passez en dessous d'une barre ou d'une corde pour basculer d'un côté vers l'autre. Le bas de votre corps reste ferme ; vous devez incliner légèrement le buste à partir de la taille pour vous relever. Si vous ne suivez pas le rythme, ne pliez pas trop les genoux. Concentrez-vous plutôt sur votre taille afin de vous pencher sur le côté. Vous affinerez ainsi votre ceinture.

>> Je suis toujours en retard d'une étape lorsque je travaille avec le DVD. Comment m'améliorer ?

Cette séquence est la première du livre et il y a de grandes chances que ce soit aussi la première que vous choisissiez. Plus vous répéterez cet enchaînement, ou un autre, plus vous vous améliorerez. Le plus important est de ne pas oublier que, pour brûler des calories, il ne faut jamais arrêter de bouger.

>> Je perds l'équilibre pour le coup de pied latéral. Quelle est mon erreur ?

Vérifiez que le poids de votre corps est bien réparti au centre. Rentrer le ventre peut vous aider. La jambe d'appui doit toujours être légèrement pliée, et lorsque vous fléchissez les deux genoux, ils doivent toujours pointer vers l'avant dans l'alignement de vos orteils. Lorsque vous lancez la jambe sur le côté, c'est votre talon qui guide le mouvement, et non pas votre hanche.

>> Je ressens une tension au niveau des épaules et du cou lorsque je fais cet enchaînement, et parfois même plus tard. Est-ce normal ?

Quel que soit l'exercice que vous faites, il est primordial de détendre votre cou et vos épaules. Cette séquence sollicite particulièrement vos bras et votre buste, vous devez donc être prudent. Vous remarquerez que lorsque vous fermez le poing pour donner un coup, la tension de vos muscles se transmet à votre cou. C'est néfaste ! Entraînez-vous à détendre votre nuque quand vous faites ce mouvement. Lorsque vos mains sont en position de « garde » (les poings sous le menton), vous ne devez pas vous servir de vos épaules pour tenir la position. Enfin, pensez à bien étirer votre cou et vos épaules après l'entraînement.

>> À quelle hauteur dois-je lever la jambe pour le direct du pied, le coup de pied latéral, le pied poing et la fente ?

Certains coups de pied doivent être portés plus haut que d'autres. Par exemple, pour la fente, vous levez la jambe plus haut que pour le pied poing, le coup de pied latéral ou le direct du pied. De manière générale, essayez d'aller le plus haut possible sans que cela compromette votre posture. Si votre jambe d'appui ne reste pas fixe lorsque vous lancez l'autre jambe, c'est que vous frappez trop haut.

>> Je ressens une sensation de « brûlure » à l'avant des cuisses, en particulier lorsque j'effectue les coups de pied. Quelle est mon erreur ?

Si l'avant de vos cuisses vous « brûle », c'est que vos quadriceps font tout le travail. Sollicitez davantage les muscles du tronc, c'est-à-dire ceux de la ceinture abdominale et utilisez-les pour lever la jambe. Rentrez le ventre, gardez le dos droit, et pliez légèrement votre jambe d'appui.

15)minutes

Séquence
aerobic >>

Un pas en avant, marchez, sautez, bondissez ! Accélérez votre rythme cardiaque et videz-vous la tête grâce à ces grands classiques du fitness.

>> **Séquence** aerobic

Pour vous, une séquence d'aérobic c'est un groupe de femmes vêtues de tenues en lycra avec un bandeau sur la tête. Eh bien oui, comme dans les années 80, cet enchaînement vous propose les grands classiques de l'aérobic. Le bandeau et le justaucorps sont optionnels.

Le mot « aérobic » fut d'abord utilisé pour décrire un ensemble d'exercices conçus par un physiologiste pour lutter contre les maladies cardiaques. La méthode consistait à pratiquer une activité physique rythmée et continue sollicitant de grands groupes de muscles. En fait, toutes les séquences de ce livre s'apparentent à « l'aérobic », et c'est pour cela qu'elles permettent de brûler des calories.

Les cours que nous pouvons tous suivre aujourd'hui ne ressemblent plus à ce qui commença dans les années 70 aux USA et devint un incontournable des années 80. Si, comme moi, vous étiez déjà né à cette époque, vous vous souvenez sûrement du battage médiatique qui entoura l'arrivée de cette méthode. Ses enchaînements, sa musique et son aspect social étaient très attrayants. Le principe de l'aérobic était – et demeure – de travailler de manière plus ou moins intensive en fonction de sa forme. Cette méthode permet toujours à des gens de conditions physiques différentes de s'exercer et de s'amuser ensemble.

Ma séquence vous propose d'effectuer certains exercices d'aérobic classiques datant de cette époque – ceux que j'appelle mes « vintage ».

La plupart des étapes de cet enchaînement sont simples. L'important est de vérifier que vous travaillez avec assez d'intensité. Idéalement, vous ne devriez pas avoir l'impression que les exercices sont trop faciles pour vous. Si c'est le cas, reportez-vous aux astuces des pages 16-17 pour intensifier vos efforts. Toutefois certaines étapes demandent une attention particulière (voir ci-

> ## >> **Astuces** séquence aérobic
>
> - **Pour le pas piston,** vous devez relâcher vos épaules et vos bras pour isoler les muscles de votre poitrine. Vos coudes doivent venir se toucher (ou presque).
>
> - **Pour le pas d'extension,** répartissez votre poids sur l'ensemble de votre corps et faites rebondir votre pied pour le pas sur le côté. Cela vous aidera à rester en rythme.
>
> - **Pour les exercices intensifs** comme le « pas croisé », pensez à vous repositionner correctement, en pliant le genou et en déroulant bien le pied. Ne vous pressez pas.

dessus). Et rappelez-vous que la qualité prime toujours sur la quantité.

Même si vous exécutez cet enchaînement chez vous, imaginez-vous dans l'un de ces cours des années 80. Laissez-vous aller et amusez-vous. Suivez chaque mouvement avec enthousiasme. Vous pouvez même inviter votre famille à se joindre à vous.

L'un des avantages de l'aérobic est que vous pouvez adapter l'intensité des exercices à votre forme physique tout en brûlant des calories.

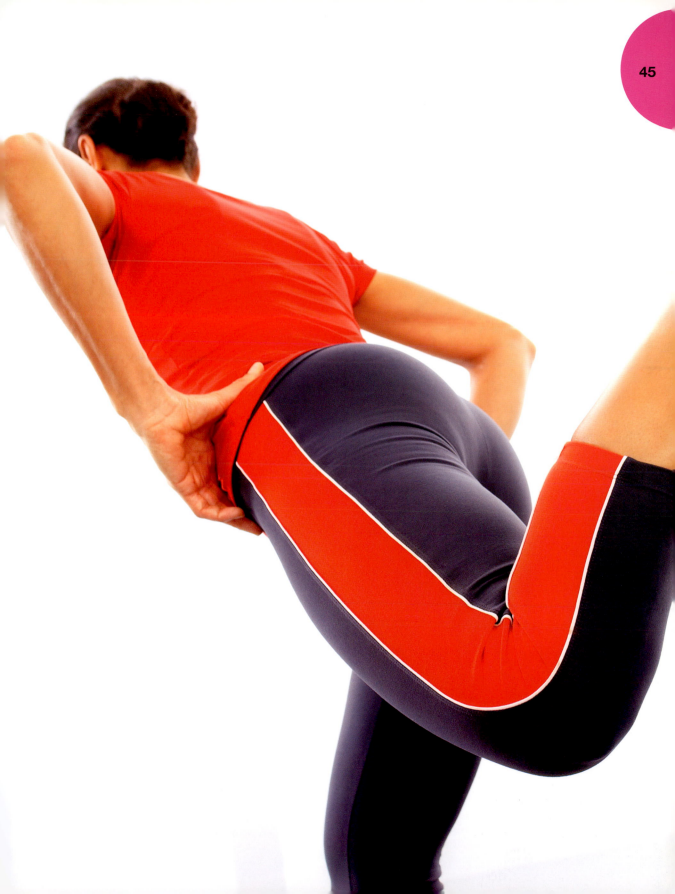

>> **Échauffement** inspirations /demi-pointes

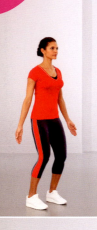

1 **Inspirations** Tenez-vous bien droit, les pieds écartés selon la largeur de vos hanches, les genoux souples et les bras le long du corps. Relâchez le cou et les épaules, et pensez à rentrer le ventre. Inspirez profondément en pliant les genoux et en tendant les bras au-dessus de votre tête. Expirez en les rabaissant lentement pour que leur mouvement dessine un demi-cercle. Gardez le dos bien droit. Répétez 4 fois.

2 **Demi-pointes** Basculez le poids de votre corps d'un pied sur l'autre en montant sur vos demi-pointes. Alternez les deux pieds et accompagnez d'un balancement du bras opposé. Ne serrez pas les poings trop fort et pensez à bien appuyer sur vos talons en posant le pied au sol pour faire travailler vos mollets. Répétez 16 fois (1 fois = un mouvement de chaque côté).

Pour bien allonger votre colonne vertébrale, étirez-vous en partant des hanches quand vous tendez les bras vers le ciel.

Zone de travail

Montez sur votre demi-pointe tout en enfonçant bien le talon de l'autre pied au sol.

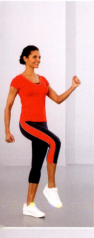

3 Marche et roulements
Tenez-vous sur un pied, l'autre jambe pliée le genou à hauteur de la taille. Balancez le bras opposé. Marchez sur place en opposant le genou du bras. Répétez 8 fois. Puis tendez les bras le long du corps, soulevez vos épaules vers vos oreilles et faites-les rouler vers l'arrière puis vers l'avant. Répétez 4 fois.

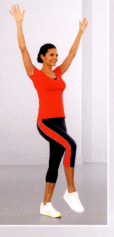

4 Marche et battements
Continuez à marcher, tendez les bras sur les côtés et faites-les se rencontrer au-dessus de votre tête. Ce faisant, écartez et serrez les doigts comme si vous battiez des ailes pour échauffer vos doigts et vos poignets. Continuez à battre des mains en baissant les bras. Répétez 4 fois.

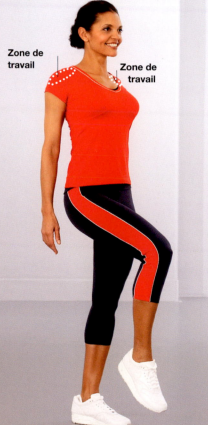

Zone de travail

Zone de travail

Écartez et serrez bien les doigts.

>> Échauffement pas de côté / pas en arrière

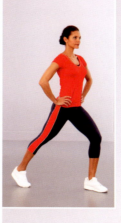

5 **Pas de côté** Les mains sur les hanches, faites un pas sur le côté, puis rassemblez vos pieds. Recommencez de l'autre côté. Répétez 4 fois, puis balancez les bras dans la même direction que votre pied. Vous devez les garder détendus et ne pas les lever plus haut que les épaules. Répétez 8 fois.

6 **Pas en arrière** Les mains sur les hanches, reculez un pied vers l'arrière. Revenez au centre et décalez l'autre pied. Votre poids doit toujours porter sur la jambe qui reste au centre. Répétez 4 fois, puis ajoutez un mouvement des bras en les tendant vers l'avant, juste en dessous de la hauteur des épaules, puis en les tirant vers l'arrière. Répétez 8 fois.

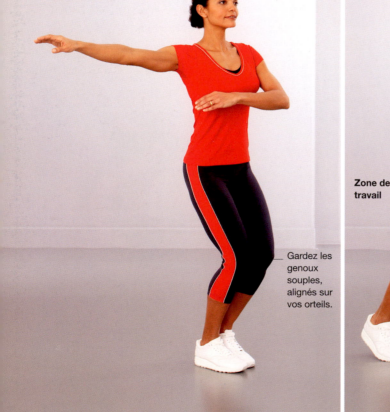

Zone de travail

Zone de travail

Zone de travail

Détendez vos épaules en lançant les bras vers l'avant.

Gardez les genoux souples, alignés sur vos orteils.

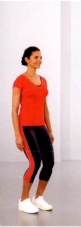

7 **Coup de pied** Les bras le long du corps, pliez les genoux et tendez les jambes en donnant un coup de pied vers l'avant. Répétez 8 fois et faites pivoter votre buste en tendant le bras opposé au pied vers l'avant et l'autre vers l'arrière. Gardez les hanches droites. Répétez 8 fois en alternant les deux côtés.

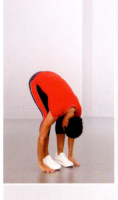

8 **Enroulé** Tenez-vous bien droit, les pieds écartés selon la largeur de vos hanches, les bras tendus au-dessus de votre tête, les épaules relâchées et le cou dans l'alignement de la colonne vertébrale. Baissez lentement les bras et rentrez le menton vers la poitrine, puis arrondissez le dos et enroulez-vous vers le sol.

Descendez le plus bas possible, les bras bien détendus. Inspirez profondément. Puis, en gardant le ventre bien rentré, déroulez lentement votre colonne vertébrale, vertèbre après vertèbre. Revenez à la position de départ.

Pivotez le buste dans la direction du coup de pied.

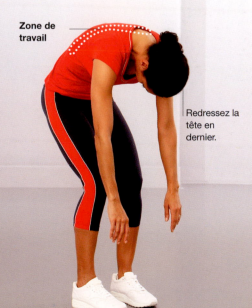

Zone de travail

Redressez la tête en dernier.

9 **Talonnade** Debout, les pieds écartés et les genoux légèrement tournés vers l'extérieur, avancez une jambe et posez le talon au sol sur le côté. Simultanément, pliez le bras en alternant les deux côtés. Répétez 16 fois, puis changez de côté et recommencez 16 fois encore.

10 **Le marcheur** Debout sur un pied, levez le genou de la jambe opposée à la hauteur de votre taille. Simultanément, levez le bras opposé. Marchez sur place en alternant bras et jambe opposés. Répétez 16 fois.

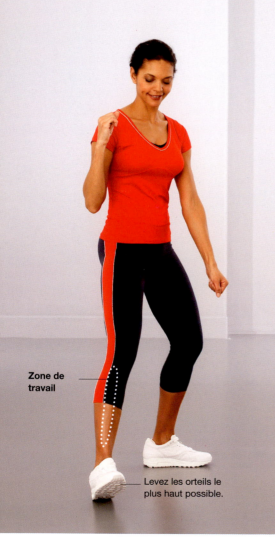

Zone de travail

Levez les orteils le plus haut possible.

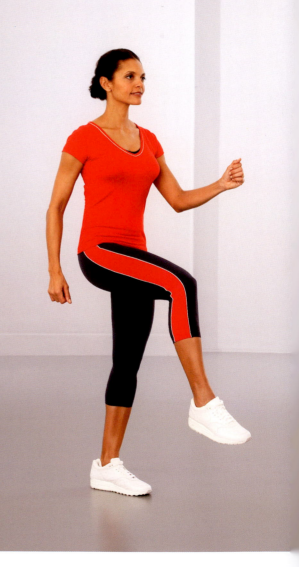

11 **Pas de deux** Les mains sur les hanches, faites un pas sur le côté, ramenez l'autre pied vers l'arrière et faites à nouveau un pas sur le côté. Enfin, rassemblez les deux pieds. Recommencez de l'autre côté. Répétez 4 fois.

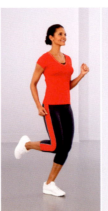

12 **Saut pied poing** Les pieds rassemblés, sautez pour vous retrouver sur une jambe, pliez le genou de l'autre avant de lancer le pied vers l'avant. En frappant, tendez le bras opposé vers le ciel et maintenez l'autre légèrement plié le long du corps. Renouvelez 8 fois en alternant les deux côtés. Répétez l'étape 11.

Donnez un coup de poing vers l'avant avec la paume vers le bas.

Entraînement pas croisé / pas piston

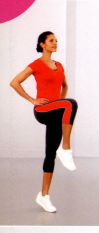

13 **Pas croisé** Les pieds rassemblés et les mains sur les hanches, levez un genou à hauteur de la hanche en sautillant. Venez poser les orteils de cette jambe au sol en la croisant devant l'autre. Repliez, puis revenez à la position de départ. Recommencez de l'autre côté. Répétez 8 fois.

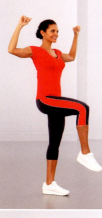

14 **Pas piston** Debout sur une jambe, levez le genou à la hauteur de la hanche et écartez les bras sur les côtés, à hauteur des épaules, les coudes pliés. Marchez sur place, en rassemblant vos coudes devant vous avant d'ouvrir à nouveau les bras. Répétez 16 fois.

Allongez bien la colonne vertébrale.

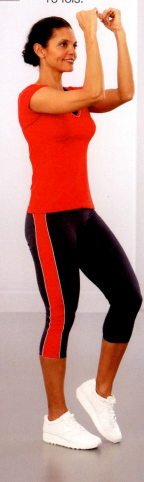

15 **Le cheval à bascule** Les pieds rassemblés et les mains sur les hanches, faites un pas en avant et levez l'autre jambe vers l'arrière, genou plié. Balancez-vous légèrement sur votre jambe d'appui. Reposez le pied, levez l'autre jambe, genou plié et balancez-vous à nouveau sur votre jambe arrière. Répétez 8 fois ce mouvement de bascule. Changez de côté pour 8 nouveaux mouvements. Reprenez l'étape 11.

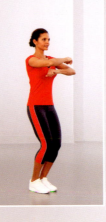

16 **Pas d'extension** Les pieds joints, les bras pliés devant vous et levés à hauteur de la poitrine, faites un pas sur le côté. Simultanément, écartez les bras sur les côtés, en gardant les coudes pliés. Rassemblez vos pieds et vos bras, puis recommencez de l'autre côté. Répétez 8 fois en alternant les deux côtés.

Pliez légèrement la jambe d'appui.

Zone de travail

Gardez les bras à la hauteur de votre poitrine.

>> **Entraînement** jogging / ski de fond

17 **Jogging** En pliant le bras opposé au genou levé, joggez sur place en amenant vos talons vers vos fesses. Veillez à bien reposer le talon au sol à chaque enjambée. Répétez 16 fois.

18 **Ski de fond** Debout sur un pied, tendez le bras correspondant à votre jambe d'appui vers le ciel et tendez l'autre jambe vers l'arrière. L'autre bras reste détendu le long du corps. En gardant les genoux souples, changez de côté. Répétez 4 fois en alternant les deux côtés. Rentrez le ventre pour garder l'équilibre.

Répétez l'étape 11, Puis les étapes 9-12, la 11, 13 à 15, la 11, 16 à 18, encore la 11, 9 à 12, la 11, 13 à 15, la 11, 16 à 18 et enfin la 11.

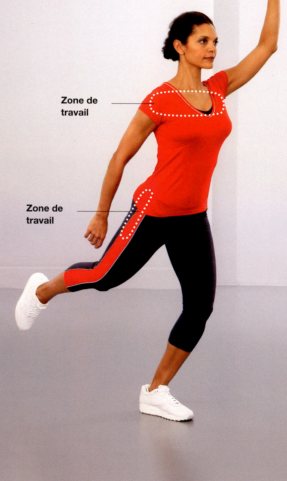

Zone de travail

Zone de travail

Gardez le genou souple.

19 **Marche** Debout sur une jambe, montez le genou à hauteur des hanches. Simultanément, balancez le bras opposé. Marchez sur place en balançant le bras et la jambe opposés. Répétez 24 fois.

20 **Étirement 3 en 1, I** Les pieds pointés vers l'avant, amenez une jambe vers l'arrière et fléchissez le genou de l'autre jambe. Entrecroisez vos doigts et levez les bras vers vos oreilles en baissant la tête. Vous devez ressentir l'étirement au niveau du dos, du cou et du mollet.

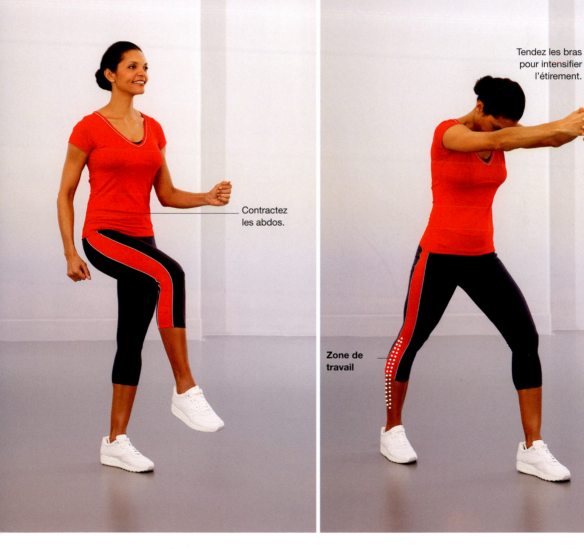

Contractez les abdos.

Tendez les bras pour intensifier l'étirement.

Zone de travail

21 **Étirement 3 en 1, II** Amenez l'autre jambe vers l'arrière, pointe de pied vers l'avant et genou de la jambe avant plié. Croisez vos mains dans votre dos. Ouvrez bien la poitrine en levant vos bras vers le haut derrière vous. Vous devez ressentir l'étirement au niveau du mollet, de la poitrine et des bras.

22 **Étirement des quadriceps** Debout sur une jambe, tenez votre pied droit dans votre main droite. Amenez-le vers vos fesses jusqu'à ce que vous ressentiez l'étirement au niveau du dessus de la cuisse. Changez de jambe. Si vous perdez l'équilibre, prenez un appui.

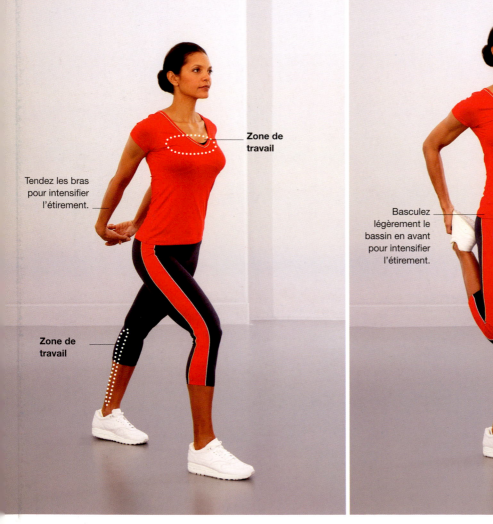

Zone de travail

Tendez les bras pour intensifier l'étirement.

Zone de travail

Basculez légèrement le bassin en avant pour intensifier l'étirement.

J'ai l'impression qu'il ne se passe rien lorsque je fais la talonnade. Est-ce que je commets une erreur ?

Vous seriez surpris de l'effet que peut avoir ce simple exercice. Levez bien haut les orteils sans décoller le talon. En fléchissant le pied, vous devez sentir les muscles de vos mollets et ceux qui entourent le tibia travailler.

Je ne sais pas quelle partie de mon corps travaille lorsque je fais le ski de fond. Pouvez-vous m'expliquer ?

C'est un excellent exercice pour vos abdominaux, mais aussi pour votre dos et vos jambes. Veillez à bien plier votre jambe d'appui de manière à pouvoir vous pencher en avant, et contractez vos abdominaux pour garder l'équilibre. Si vous souhaitez intensifier le mouvement, penchez-vous plus loin en avant et serrez bien les fesses en levant la jambe vers l'arrière. En baissant les bras, concentrez-vous sur les muscles de votre poitrine.

Après cette séquence, j'ai mal aux jambes et plus particulièrement aux cuisses. Est-ce que je fais quelque chose de mal ?

Les pas d'aérobic classique, ce sur quoi cette séquence est construite, sollicitent le bas du corps. Lorsque vous utilisez les grands groupes de muscles de cette partie de votre corps – les muscles des jambes et des fesses –, vous travaillez plus dur. À la fin de la séquence, étirez bien les quadriceps (voir p. 56). Rappelez-vous que si vous ressentez une sensation de brûlure ou de crampe qui persiste, vous pouvez faire une pause de 15 à 20 secondes pour vous étirer.

15 minutes

Séquence
course >>

Concentrez-vous tel un sprinter pour gagner cette course contre les calories.

>> **Séquence** course

Il n'y a pas mieux que de courir à l'extérieur, particulièrement dans un parc ou le long d'une plage. Malheureusement, nous n'avons pas toujours de tels lieux dans notre voisinage et encore moins une heure à consacrer à cette activité. Donc, à moins que vous ne disposiez d'un tapis roulant dans votre salon, la séquence qui suit est pour vous la meilleure option.

Courir est bon pour votre cœur et pour votre système cardiovasculaire. Cela permet aussi de brûler des calories et c'est la raison pour laquelle j'ai conçu cette séquence de course. Elle comprend des exercices d'entraînement à la course et au sprint et constitue l'une des séquences les plus athlétiques de ce livre. Elle vous permettra non seulement de vous dépenser autant que si vous pratiquiez la course en extérieur, mais aussi de tonifier vos muscles.

L'inconvénient de la course est que vos genoux et vos hanches doivent amortir un certain nombre d'impacts et de chocs. Pour les femmes se pose aussi un problème de soutien de la poitrine. Donc, avant de commencer, investissez dans une bonne paire de chaussures et dans un soutien-gorge adapté (voir pp. 12-13), même si vous n'avez pas une poitrine généreuse.

Afin de brûler un maximum de calories, essayez de soutenir votre effort tout au long de la séquence. Ne pensez pas que la marche soit moins difficile que la course, ou une chance de faire une pause. Si vous voulez vraiment brûler les calories, sortez-vous ces idées de la tête et gardez un bon rythme en levant les genoux et en balançant bien les bras.

Le pas du sioux peut vous sembler être une bonne occasion de reprendre votre souffle. Encore une fois, si vous voulez vraiment brûler des calories, vous devez intensifier le mouvement en exagérant le contraste entre le pas en avant, dos rond et le pas en arrière lorsque vous vous redressez.

Même si les fentes sont des mouvements plus lents que les autres, elles ne sont pas de tout repos. Elles exigent beaucoup de vous, en particulier quand vous

>> **Astuces** séquence course

- **Chaque fois** que vous reposez les pieds au sol, après un saut par exemple, pensez à amortir le choc. Vos genoux doivent rester souples et vous devez bien dérouler le pied.

- **Pour le départ** de sprint, imitez les sprinters sur la ligne de départ. Montez en puissance en levant vos genoux vers votre poitrine.

- **Pour la course** à ski, ne vous éloignez pas trop du sol, faites de grands pas, et déplacez-vous le plus loin possible vers l'avant ou vers l'arrière. Si vous disposez de peu d'espace, pliez plus les genoux pour approfondir le mouvement.

devez prendre le temps de bien aller au bout du mouvement comme c'est le cas dans cette séquence. Pour brûler des calories, veillez à bien suivre tous ces conseils pour perfectionner votre technique, mais aussi à utiliser le concept de « l'esprit lié au muscle » (voir p. 16) pour vous concentrer sur les parties de votre corps que vous souhaitez faire travailler. Les fentes ne sollicitent pas uniquement les muscles de vos cuisses. L'arrière de vos jambes et vos fessiers travaillent aussi, donc faites bien porter le poids de votre corps sur vos talons. Au travail !

Tout au long de cette séquence pensez à bien bouger vos membres en rythme tout en gardant le cou et les épaules détendus.

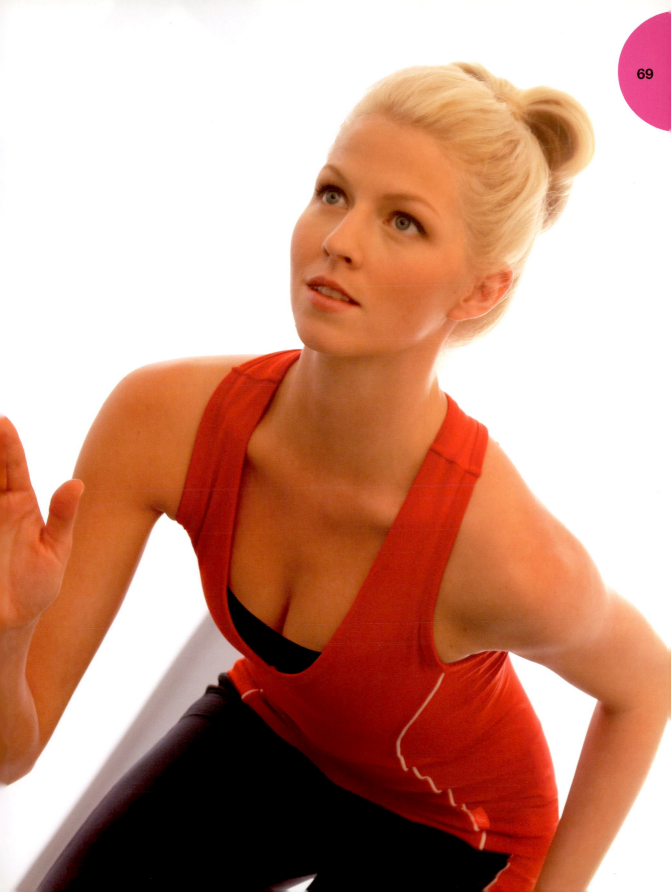

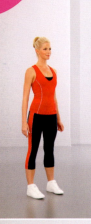

1 **Inspirations** Tenez-vous bien droit, les pieds écartés selon la largeur de vos hanches, les genoux souples et les bras le long du corps. Relâchez le cou et les épaules, et pensez à rentrer le ventre. Inspirez profondément en pliant les genoux et en tendant les bras au-dessus de votre tête. Expirez en les rabaissant lentement pour que leur mouvement dessine un demi-cercle. Gardez le dos bien droit. Répétez 4 fois.

2 **Demi-pointes** Basculez le poids de votre corps d'un pied sur l'autre en montant sur vos demi-pointes. Alternez les deux pieds et accompagnez d'un balancement du bras opposé. Ne serrez pas les poings trop fort et pensez à bien appuyer sur vos talons en posant le pied au sol pour faire travailler vos mollets. Répétez 16 fois (1 fois = un mouvement de chaque côté).

Pour bien allonger votre colonne vertébrale, étirez-vous en partant des hanches quand vous tendez les bras vers le ciel.

Zone de travail

Montez sur votre demi-pointe tout en enfonçant bien le talon de l'autre pied au sol.

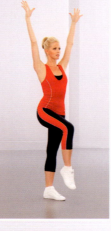

3 **Marche et roulements**
Tenez-vous sur un pied, l'autre jambe pliée le genou à hauteur de la taille. Balancez le bras opposé. Marchez sur place en opposant le genou au bras. Répétez 8 fois. Puis tendez les bras le long du corps, soulevez vos épaules vers vos oreilles et faites-les rouler vers l'arrière puis vers l'avant. Répétez 4 fois.

4 **Marche et battements** Continuez à marcher, tendez les bras sur les côtés et faites-les se rencontrer au-dessus de votre tête. Ce faisant, écartez et serrez les doigts comme si vous battiez des ailes pour échauffer vos doigts et vos poignets. Continuez à battre des mains en baissant les bras. Répétez 4 fois.

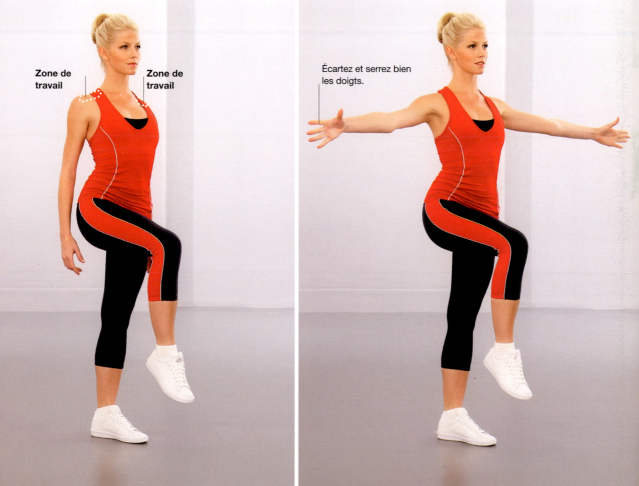

Zone de travail

Zone de travail

Écartez et serrez bien les doigts.

>> **Échauffement** pas de côté / pas en arrière

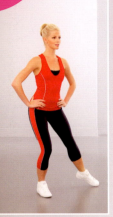

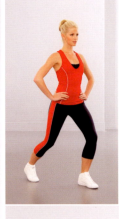

5 **Pas de côté** Les mains sur les hanches, faites un pas sur le côté, puis rassemblez vos pieds. Recommencez de l'autre côté. Répétez 4 fois, puis balancez les bras dans la même direction que votre pied. Vous devez les garder détendus et ne pas les lever plus haut que les épaules. Répétez 8 fois.

6 **Pas en arrière** Les mains sur les hanches, reculez un pied vers l'arrière. Revenez au centre et décalez l'autre pied. Votre poids doit toujours porter sur la jambe qui reste au centre. Répétez 4 fois, puis ajoutez un mouvement de bras en les tendant vers l'avant, juste en dessous de la hauteur des épaules, puis en les tirant vers l'arrière. Répétez 8 fois.

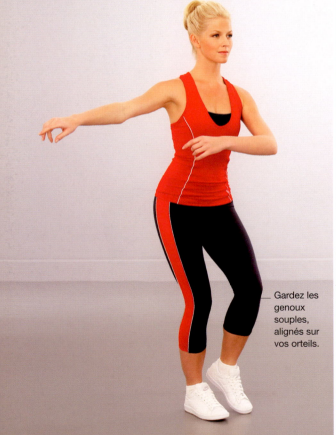

Gardez les genoux souples, alignés sur vos orteils.

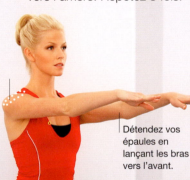

Zone de travail

Détendez vos épaules en lançant les bras vers l'avant.

Zone de travail

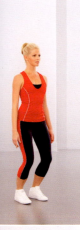

7 **Coup de pied** Les bras le long du corps, pliez les genoux et tendez les jambes en donnant un coup de pied vers l'avant. Répétez 8 fois et faites pivoter votre buste en tendant le bras opposé au pied vers l'avant et l'autre vers l'arrière. Gardez les hanches droites. Répétez 8 fois en alternant les deux côtés.

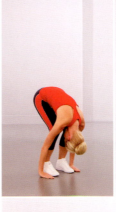

8 **Enroulé** Tenez-vous bien droit, les pieds écartés selon la largeur de vos hanches, les bras tendus au-dessus de votre tête, les épaules relâchées et le cou dans l'alignement de la colonne vertébrale. Baissez lentement les bras et rentrez le menton vers la poitrine, puis arrondissez le dos et enroulez-vous vers le sol. Descendez le plus bas possible, les bras bien détendus. Inspirez profondément. Puis, en gardant le ventre bien rentré, déroulez lentement votre colonne vertébrale, vertèbre après vertèbre. Revenez à la position de départ.

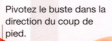

Pivotez le buste dans la direction du coup de pied.

Zone de travail

Redressez la tête en dernier.

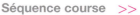

>> **Entraînement** marche / jogging

9 **Marche** Debout sur un pied, levez l'autre genou à la hauteur de votre taille. Simultanément, levez le bras opposé. Marchez sur place, en balançant le bras opposé au genou que vous levez. Répétez 16 fois.

10 **Jogging** En opposant vos bras et vos jambes, joggez et amenez vos talons au contact de vos fesses. Reposez bien les talons au sol à chaque pas. Répétez 16 fois.

Le genou souple, reposez tout le pied au sol.

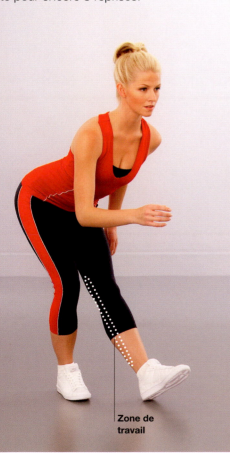

11 **Départ de sprint**
Remontez le genou vers votre poitrine tout en vous dressant sur la pointe de l'autre pied. Simultanément, levez le bras opposé à votre genou à la hauteur de votre épaule. L'autre bras reste tendu légèrement vers l'arrière, le coude souple. Reposez la jambe pliée au sol, en gardant le genou plié et basculez le poids de votre corps vers l'avant. Fléchissez le pied de l'autre jambe. Inversez le mouvement des bras. Répétez 8 fois, puis changez de côté pour encore 8 reprises.

12 **Montée de genoux** Sautez d'une jambe sur l'autre en montant le genou bien haut vers votre poitrine. Balancez les bras en opposition, pliés vers l'avant et souples, mais légèrement courbés vers l'arrière. Vos talons doivent venir toucher le sol après chaque saut. Répétez 16 fois. Reprenez l'étape 10.

Zone de travail

Posez le pied au sol genou plié.

13 **Course à ski** Les pieds rassemblés, faites un pas en arrière sur le côté et balancez vos bras dans la même direction. Rapprochez vos deux pieds, puis faites un pas de l'autre côté. Vos bras suivent le mouvement. Gardez les genoux pliés et le corps penché près du sol. Faites 4 pas de ski vers l'avant, puis 4 autres vers l'arrière et recommencez 8 fois.

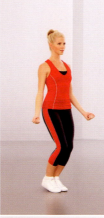

14 **Le pantin** Les pieds rassemblés, les bras le long du corps, et les coudes légèrement pliés, gardez un pied fixe au sol et faites un pas sur le côté. Simultanément, levez les deux bras au-dessus de votre tête. Baissez les bras en rassemblant vos pieds, puis recommencez de l'autre côté. Répétez 8 fois en alternant les deux côtés.

Zone de travail

Zone de travail

Zone de travail

Gardez les genoux pliés.

Faites de grand pas.

15 Saut du sprinter

Les pieds rassemblés, sautez sur une jambe en montant le genou vers votre poitrine. Levez le bras opposé à votre genou à la hauteur de votre poitrine. L'autre reste souple légèrement en arrière le long du corps. Reposez le pied au sol en gardant le genou plié et transférez le poids de votre corps vers l'avant. Fléchissez le pied de la jambe tendue, inversez le mouvement des bras. Répétez 8 fois, puis changez de côté pour encore 8 reprises. Répétez l'étape 10.

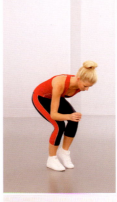

16 Pas du sioux

Les pieds rassemblés, faites un pas en avant et penchez-vous vers votre jambe avant en décollant du sol le talon de l'autre jambe. Le bras du côté de votre pied levé reste souple un peu en arrière et l'autre est plié au niveau du coude et légèrement en avant. Reposez le talon en faisant un pas vers l'arrière et redressez-vous, en inversant le mouvement des bras. Répétez 8 fois, puis changez de côté et recommencez 8 fois.

17 **Fentes** Les pieds rassemblés, les mains sur les hanches, faites un pas en avant en position de fente. Redressez-vous, en rassemblant vos pieds, puis répétez de l'autre côté. Bloquez bien vos hanches et gardez les genoux dans l'alignement de vos orteils. Votre dos reste droit. Répétez 4 fois en alternant les deux côtés.

18 **Course à ski** Les pieds rassemblés, faites un pas en avant en diagonale, en ajoutant un petit saut, et en balançant vos bras dans la même direction. Ramenez l'autre pied, puis sautez et changez de côté. Gardez les genoux pliés et le corps près du sol. Faites 4 pas en avant puis 4 en arrière et répétez l'ensemble 8 fois.

Répétez l'étape 10, puis les étapes 9 à 12, la 10, 13 à 15, la 10, 16 à 18 et enfin l'étape 10.

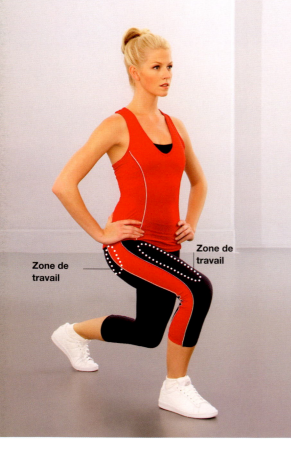

Zone de travail

Zone de travail

Sautez haut.

19 **Marche** Debout sur une jambe, montez le genou à hauteur des hanches. Simultanément, balancez le bras opposé. Marchez sur place en balançant le bras et la jambe opposés. Répétez 24 fois.

20 **Étirement 3 en 1, I** Les pieds pointés vers l'avant, amenez une jambe vers l'arrière et fléchissez le genou de l'autre jambe. Entrecroisez vos doigts et levez les bras vers vos oreilles en baissant la tête. Vous devez ressentir l'étirement au niveau du dos, du cou et du mollet.

Tendez les bras pour intensifier l'étirement.

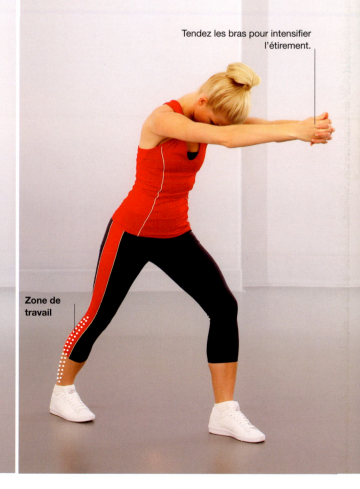

Contractez les abdos.

Zone de travail

>> **Étirements** étirement 3 en 1, II /
étirement des quadriceps

21 **Étirement 3 en 1, II** Amenez l'autre jambe vers l'arrière, pointe de pied vers l'avant et genou de la jambe avant plié. Croisez vos mains dans votre dos. Ouvrez bien la poitrine et levant vos bras vers le haut derrière vous. Vous devez ressentir l'étirement au niveau du mollet, de la poitrine et des bras.

22 **Étirement des quadriceps** Debout sur une jambe, tenez votre pied droit dans votre main droite. Amenez-le vers vos fesses jusqu'à ce que vous ressentiez l'étirement au niveau du dessus de la cuisse. Changez de jambe. Si vous perdez l'équilibre, prenez un appui.

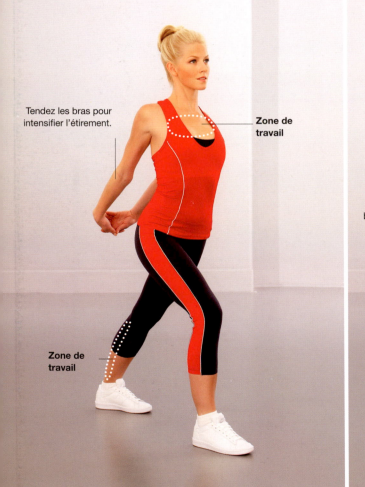

Tendez les bras pour intensifier l'étirement.

Zone de travail

Zone de travail

Basculez légèrement le bassin en avant pour intensifier l'étirement.

>> Quel est le but de la marche ?

Cet exercice peut vous sembler simple et peu fatigant, aussi, pour en tirer le maximum, montez les genoux – au moins à hauteur de la taille – et bougez bien les bras ; balancez-les à la hauteur des épaules. Sachant que votre pied doit revenir au sol avant que l'autre ne bouge, faites de grands mouvements pour garder le rythme. Vous seul pouvez savoir si vous pratiquez ou non la marche intensive. C'est un exercice très modulable que j'ai d'ailleurs utilisé pour l'échauffement et les étirements. À vous de jouer.

>> Je ne parviens pas à effectuer le saut du skieur et à rester en rythme. Que puis-je faire ?

Le « saut » accompagne le pas vers l'avant, vous devez donc avancer et pousser simultanément sur votre pied au lieu de marcher, poser puis sauter. Plus vous plierez le genou, plus vous aurez d'élan pour sauter plus haut.

>> Je ne parviens pas à faire les fentes sans que cela soit douloureux. Est-ce un problème ?

La position est encore plus importante pour cet exercice que pour les autres, c'est la raison pour laquelle il est plus lent que les autres. Gardez le buste bien droit, la cage thoracique bien détachée des hanches. Votre poids doit être réparti sur vos deux jambes. Utilisez vos fessiers et vos cuisses. Si malgré tout vous avez encore mal, diminuez le nombre de répétitions de l'exercice jusqu'à ce que vous soyez habitué à ce mouvement.

15 minutes

Séquence danse>>

Tapez des mains, roulez des hanches et chassez les calories en dansant pour affiner votre taille.

>> **Séquence** danse

Il y a longtemps, j'ai rencontré quelqu'un qui avait développé sa propre séquence d'entraînement. Chaque jour il se rendait au parc, mettait ses écouteurs sur ses oreilles et dansait pendant une heure sur sa musique préférée. C'est ainsi que l'on doit concevoir la danse ; aussi, amusez-vous. Dansez, comme si personne ne vous regardait.

Il existe de nombreux styles en danse – et ce sport évolue et change constamment – je n'essaierai donc pas d'en dresser la liste ou de comparer les bienfaits de l'un par rapport à l'autre. Je me contenterai de dire que, pour cette séquence, j'ai emprunté des mouvements à mes deux styles de danse préférés – le disco et le reggae. Ces pas sont non seulement amusants à exécuter, mais constituent aussi un bon entraînement d'aérobic. Vous apprécierez l'effet qu'ils auront sur votre silhouette et leur efficacité pour brûler les calories. Le meilleur moyen d'intensifier cette séquence est de vous donner au maximum et de vraiment danser. Vous serez surpris de voir à quel point vous vous amuserez et à quelle vitesse vous ferez des progrès.

Vous devez prêter attention à votre posture tout au long de l'enchaînement. Vous remarquerez chez tous les grands danseurs leur port altier. Non seulement vos mouvements sont plus gracieux si vous adoptez la bonne position, mais votre corps aussi en tire plus de bénéfices – vos muscles se sculptent et se tonifient.

En fait, la posture des danseurs professionnels vient des années d'entraînements qui leur ont permis de renforcer le haut et le bas de leur dos, et de travailler les muscles abdominaux même les plus profonds. Imitez donc ces pros et brûlez des calories. Maintenez vos efforts au quotidien et vous verrez vite la différence.

Cette séquence vous offre l'opportunité d'ajouter votre touche personnelle. Dès que vous maîtrisez

> ## >> **Astuces** séquence danse
>
> - **Comme** pour toute forme d'exercice, les résultats obtenus dépendent de votre implication, donc même si cette séquence semble « relax », restez concentré et bougez.
> - **Danser** en groupe rend l'exercice plus amusant, invitez donc votre partenaire ou vos enfants.
> - **Oubliez** qu'il s'agit d'un exercice. Danser est la meilleure manière de faire travailler votre corps. Cela ne doit en aucun cas être une corvée.

les pas de base, improvisez, claquez des mains et déhanchez-vous. Appropriez-vous l'enchaînement et gardez le rythme. Invitez votre famille et vos enfants à suivre vos pas. Amusez-vous !

Une séquence danse peut vous aider à développer et à renforcer les muscles de votre tronc. Votre dos et vos abdominaux seront plus solides.

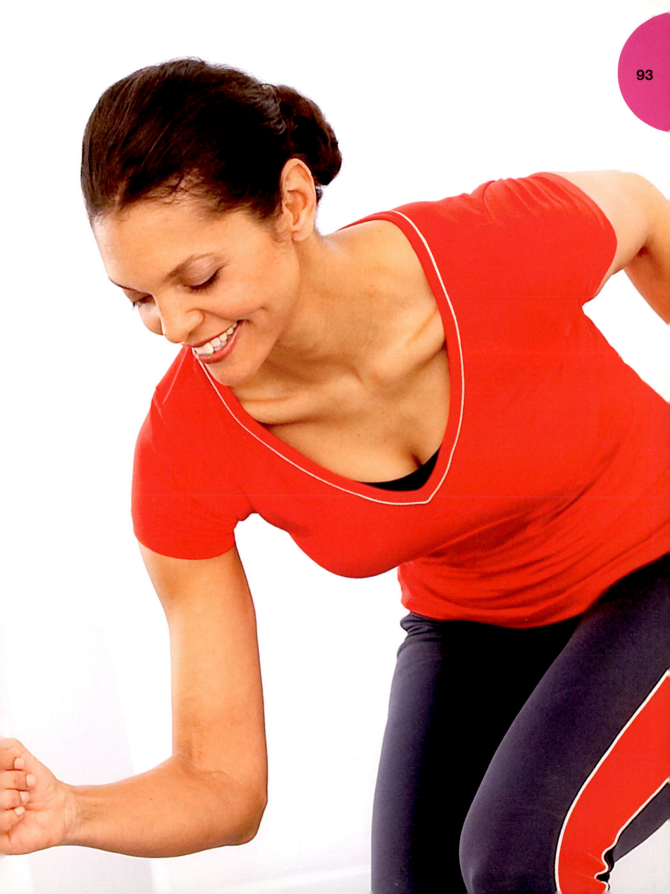

>> Échauffement inspirations / demi-pointes

1 **Inspirations** Tenez-vous bien droit, les pieds écartés de la largeur de vos hanches, les genoux souples et les bras le long du corps. Relâchez le cou et les épaules, et pensez à rentrer le ventre. Inspirez profondément en pliant les genoux et en tendant les bras au-dessus de votre tête. Expirez en les rabaissant lentement pour que leur mouvement dessine un demi-cercle. Gardez le dos bien droit. Répétez 4 fois.

Pour bien allonger votre colonne vertébrale, étirez-vous en partant des hanches quand vous tendez les bras vers le ciel.

2 **Demi-pointes** Basculez le poids de votre corps d'un pied sur l'autre en montant sur vos demi-pointes. Alternez les deux pieds et accompagnez d'un balancement du bras opposé. Ne serrez pas les poings trop fort et pensez à bien appuyer sur vos talons en posant le pied au sol pour faire travailler vos mollets. Répétez 16 fois (1 fois = un mouvement de chaque côté).

Zone de travail

Montez sur votre demi-pointe tout en enfonçant bien le talon de l'autre pied au sol.

3 Marche et roulements

Tenez-vous sur un pied, l'autre jambe pliée, le genou à hauteur de la taille. Balancez le bras opposé. Marchez sur place en opposant le genou au bras. Répétez 8 fois. Puis tendez les bras le long du corps, soulevez vos épaules vers vos oreilles et faites-les rouler vers l'arrière puis vers l'avant. Répétez 4 fois.

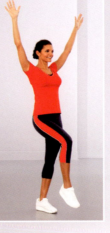

4 Marche et battements

Continuez à marcher, tendez les bras sur les côtés et faites-les se rencontrer au-dessus de votre tête. Ce faisant, écartez et serrez les doigts comme si vous battiez des ailes pour échauffer vos doigts et vos poignets. Continuez à battre des mains en baissant les bras. Répétez 4 fois.

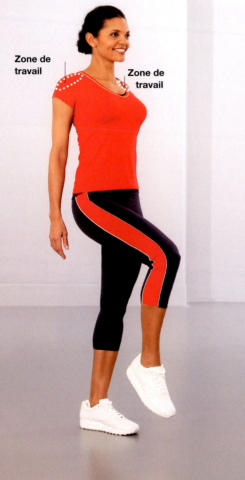

Zone de travail

Zone de travail

Écartez et serrez bien les doigts.

>> **Échauffement** pas de côté / pas en arrière

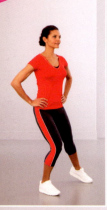

5 **Pas de côté** Les mains sur les hanches, faites un pas sur le côté, puis rassemblez vos pieds. Recommencez de l'autre côté. Répétez 4 fois, puis balancez les bras dans la même direction que votre pied. Vous devez les garder détendus et ne pas les lever plus haut que les épaules. Répétez 8 fois.

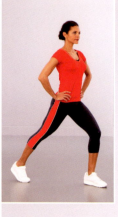

6 **Pas en arrière** Les mains sur les hanches, reculez un pied vers l'arrière. Revenez au centre et décalez l'autre pied. Votre poids doit toujours porter sur la jambe qui reste au centre. Répétez 4 fois, puis ajoutez un mouvement de bras en les tendant vers l'avant juste en dessous de la hauteur des épaules, puis en les tirant vers l'arrière. Répétez 8 fois.

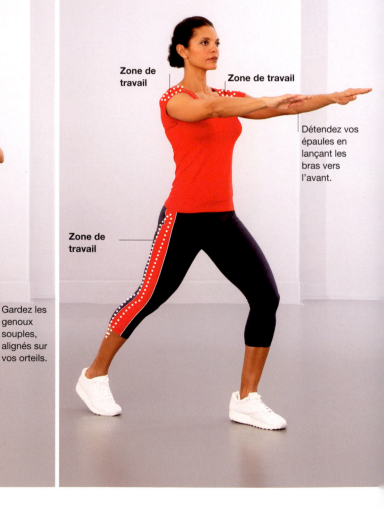

Zone de travail

Zone de travail

Zone de travail

Détendez vos épaules en lançant les bras vers l'avant.

Gardez les genoux souples, alignés sur vos orteils.

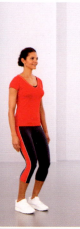

7 **Coup de pied** Les bras le long du corps, pliez les genoux et tendez les jambes en donnant un coup de pied vers l'avant. Répétez 8 fois et faites pivotez votre buste en tendant le bras opposé au pied vers l'avant et l'autre vers l'arrière. Gardez les hanches droites. Répétez 8 fois en alternant les deux côtés.

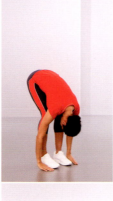

8 **Enroulé** Tenez-vous bien droit, les pieds écartés selon la largeur de vos hanches, les bras tendus au-dessus de votre tête, les épaules relâchées et le cou dans l'alignement de la colonne vertébrale. Baissez lentement les bras et rentrez le menton vers la poitrine, puis arrondissez le dos et enroulez-vous vers le sol.

Descendez le plus bas possible, les bras bien détendus. Inspirez profondément. Puis, en gardant le ventre bien rentré, déroulez lentement votre colonne vertébrale, vertèbre après vertèbre. Revenez à la position de départ.

Pivotez le buste dans la direction du coup de pied.

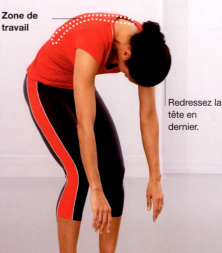

Zone de travail

Redressez la tête en dernier.

9 **Le pivot** Levez les bras au-dessus de votre tête en gardant les pieds rassemblés et les genoux légèrement pliés. Pivotez votre corps dans le sens inverse des aiguilles d'une montre en initiant le mouvement depuis vos hanches et vos bras. Pivotez sur vos pieds jusqu'à ce que vous ayez accompli un tour complet. Répétez dans la direction opposée.

Gardez les épaules relâchées et les bras souples.

Zone de travail

Zone de travail

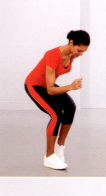

10 **Talonnade** Les pieds rassemblés, pliez légèrement les genoux, faites un pas en avant en pliant le bras du même côté que la jambe avancée et gardez l'autre souple, le long du corps. Décollez le talon du pied opposé. Votre corps est courbé vers l'avant. Faites ensuite un pas en arrière et plantez le talon du pied avant au sol en ramenant votre bras le long de votre corps et en pliant l'autre bras. Répétez 8 fois, puis changez de côté pour encore 8 mouvements.

>> Entraînement demi-tour / chassé-roulé

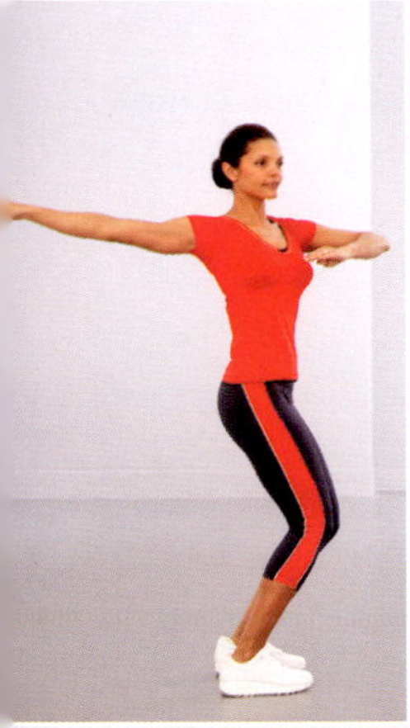

11 **Demi-tour** Les pieds rassemblés, tendez un bras sur le côté à la hauteur des épaules et pliez l'autre devant votre poitrine. Faites pivoter vos hanches en montant sur vos pointes de pieds et balancez les bras dans la direction opposée. Puis revenez à la position de départ en ramenant vos bras. Continuez 4 fois dans la même direction, puis inversez le mouvement pour encore 4 reprises.

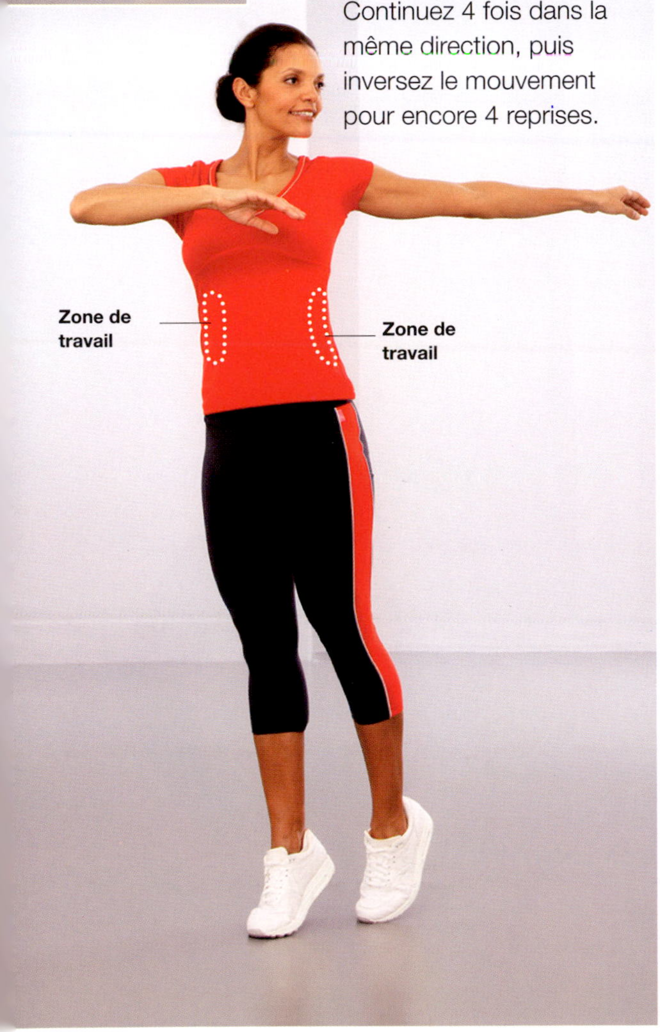

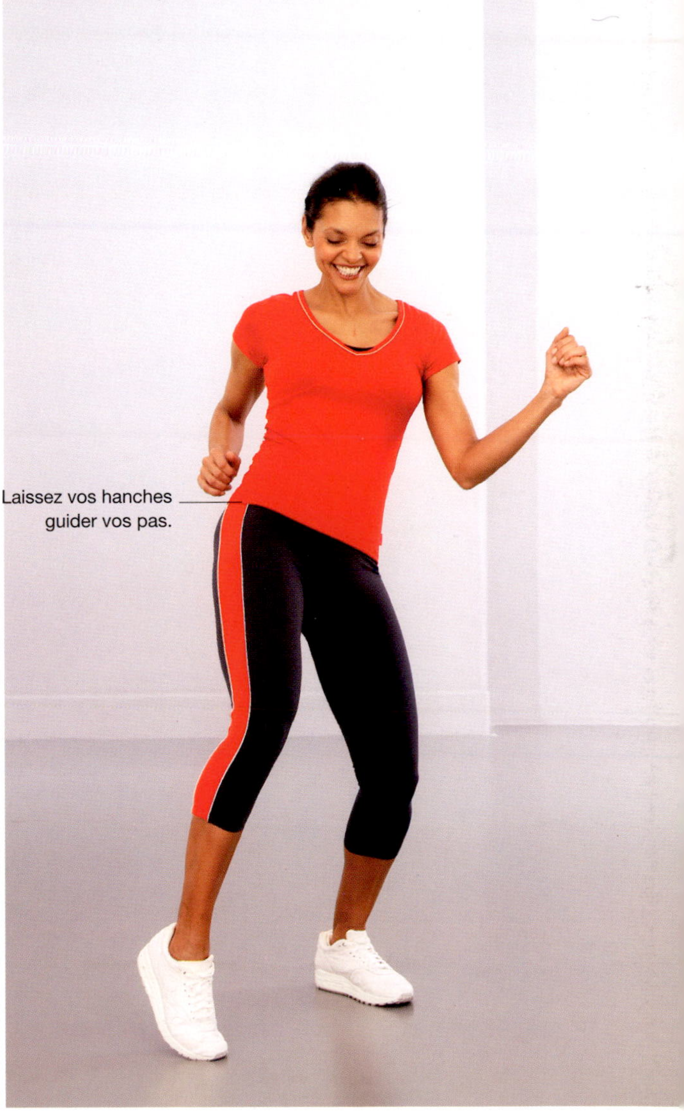

Zone de travail
Zone de travail

12 **Chassé-roulé** Les pieds rassemblés, faites un pas chassé sur le côté sur la pointe du pied. Le bras du côté du pied est plié en arrière et l'autre est plié en avant. Avancez l'autre pied vers l'avant, en roulant des hanches et en inversant le mouvement de vos bras. Faites ensuite deux pas en arrière. Répétez 8 fois une série de 2 pas en avant et 2 pas en arrière. Reprenez l'étape 9.

Laissez vos hanches guider vos pas.

13 **Talon et clap** Faites un pas en avant en vous penchant vers votre pied, les deux genoux pliés et le pied arrière sur la pointe. Croisez les bras devant vos genoux en posant le talon du pied avant au sol, pointe fléchie. Simultanément, levez les bras au-dessus de votre tête et tapez dans vos mains. Répétez 8 fois, puis recommencez de l'autre côté, encore 8 fois.

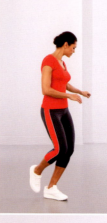

14 **Rock** Avancez une jambe vers l'avant, et laissez l'autre jambe venir se plier et monter sur la pointe du pied. Les coudes pliés, vos bras suivent le mouvement de vos pas à la hauteur des hanches. Rassemblez vos pieds en balançant vos bras dans la direction opposée. Comptez « 1, 2, 3 ». Recommencez avec l'autre jambe. Répétez 6 fois.

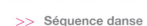

15 **Pas jeté** Sautez sur un pied en levant le genou de la jambe opposée. Balancez le bras opposé vers le haut, tendu à la hauteur des épaules et gardez l'autre bras tendu vers l'arrière. Sautez sur l'autre pied et inversez le mouvement des bras. Le haut de votre corps doit suivre le mouvement des bras alors que vous alternez les deux côtés. Répétez 8 fois. Reprenez l'étape 9.

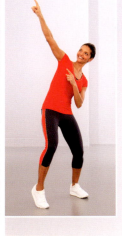

16 **Pas chassé pointé** Faites un pas sur le côté et décollez le talon de votre pied d'appui du sol en pointant les doigts vers le ciel. Rassemblez vos pieds en balançant vos bras pour pointer vers le sol. Répétez du même côté, puis 2 fois de l'autre côté. Recommencez 8 fois en alternant les 2 côtés.

Laissez retomber votre épaule en vous penchant légèrement sur le côté.

17 **Talon poing** Les pieds rassemblés, posez le talon du pied droit au sol, pointe fléchie. Repliez le bras opposé, poing serré à la hauteur de la poitrine. Répétez 16 fois en alternant les deux côtés.

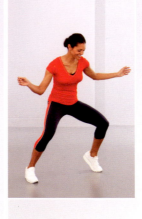

18 **Pas chassé balancé** Les pieds rassemblés, faites un pas sur le côté en ouvrant les deux bras à la hauteur de la poitrine. Ramenez votre pied au centre en pliant les bras devant votre corps à hauteur de la taille, puis répétez de l'autre côté. Recommencez 8 fois en alternant les deux côtés.

Reprenez l'étape 9, puis les étapes 10-12, puis la 9, puis 13 à 15, puis la 9, 16 à 18, la 9, 10 à 12 et enfin l'étape 9.

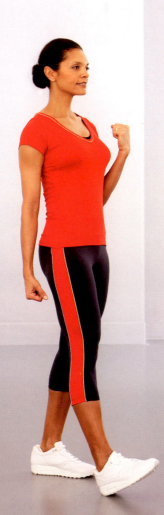

Gardez les genoux souples.

19 **Marche** Debout sur une jambe, montez le genou à hauteur des hanches. Simultanément, balancez le bras opposé. Marchez sur place en balançant le bras et la jambe opposés. Répétez 24 fois.

20 **Étirement 3 en 1, I** Les pieds pointés vers l'avant, amenez une jambe vers l'arrière et fléchissez les genoux de l'autre jambe. Entrecroisez vos doigts et levez les bras vers vos oreilles en baissant la tête. Vous devez ressentir l'étirement au niveau du dos, du cou et du mollet.

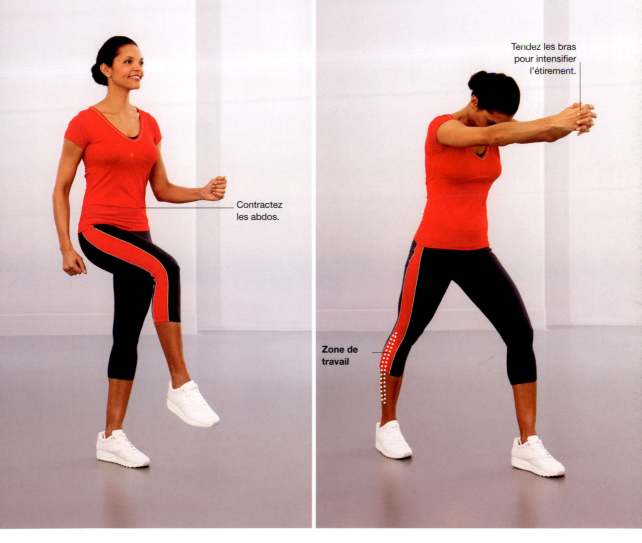

Contractez les abdos.

Tendez les bras pour intensifier l'étirement.

Zone de travail

>> **Étirements** étirement 3 en 1, II /
étirement des quadriceps

21 **Étirement 3 en 1, II** Amenez l'autre jambe vers l'arrière, pointe de pied vers l'avant en genou de la jambe avant plié. Croisez vos mains dans votre dos. Ouvrez bien la poitrine en levant vos bras vers le haut derrière vous. Vous devez ressentir l'étirement au niveau du mollet, de la poitrine et des bras.

22 **Étirement des quadriceps** Debout sur une jambe, tenez votre pied droit dans votre main droite. Amenez-le vers vos fesses jusqu'à ce que vous ressentiez l'étirement au niveau du dessus de la cuisse. Changez de jambe. Si vous perdez l'équilibre, tenez-vous à quelque chose.

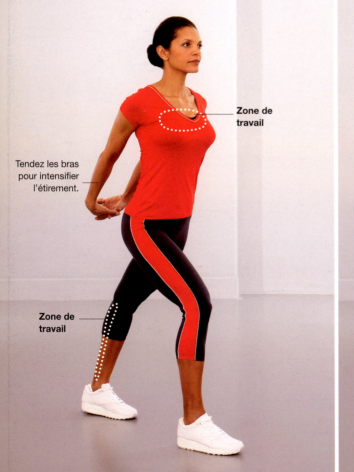

Zone de travail

Tendez les bras pour intensifier l'étirement.

Zone de travail

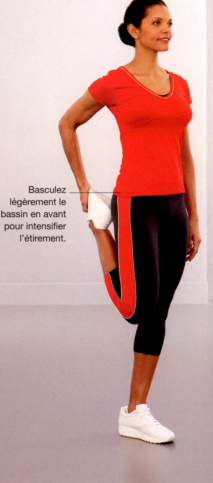

Basculez légèrement le bassin en avant pour intensifier l'étirement.

>> Je ne parviens pas à coordonner mes jambes et mes bras pour la talonnade. Pourquoi ?

Essayez d'abord de ne pas trop y penser – vous ne pensez pas à votre coordination lorsque vous marchez ! Essayez d'abord d'exécuter le pas sans les bras, puis laissez-les suivre le mouvement de vos pieds naturellement quand vous le maîtrisez. Rappelez-vous que vous devez vous concentrer sur les calories à éliminer, donc plus vous bougez, mieux ce sera, même si le mouvement n'est pas tout à fait juste.

>> Je manque d'amplitude pour le demi-tour. Pourquoi ?

Exécuté sur un tapis, ce mouvement n'est pas très ample ! Mais si vous êtes sur une surface lisse et portez des chaussures de sport, vos pieds pivotent et vous bougez vraiment de la gauche vers la droite. Si vous avez l'impression de faire du sur-place, ne vous inquiétez pas. Du moment que vous pensez à faire pivoter votre taille et que vous sentez que cette zone travaille, vous progressez.

>> Pourquoi ai-je les épaules et les bras fatigués lorsque je fais le pivot ?

Votre position n'est pas bonne et vous sollicitez donc d'autres groupes de muscles. Concentrez-vous sur votre taille, et relâchez complètement vos épaules avant de lever les bras. Ils ne doivent pas être totalement tendus, ni dans l'alignement de votre tête. Gardez-les souples et détendus pour vous focaliser sur votre taille et danser.

>> La séquence danse permet-elle de brûler autant de calories que les autres entraînements ?

Les séquences boxe et course sont plus intenses, mais, comme toujours, les résultats obtenus dépendent de votre implication dans l'exercice. Gardez une bonne posture et exagérez les mouvements. Sautez et « twistez ». Faites des pas les plus amples possibles. Plus vous êtes enthousiaste, plus vous brûlez de calories.

15 minutes

Aller plus loin >>

Boostez l'élimination des calories

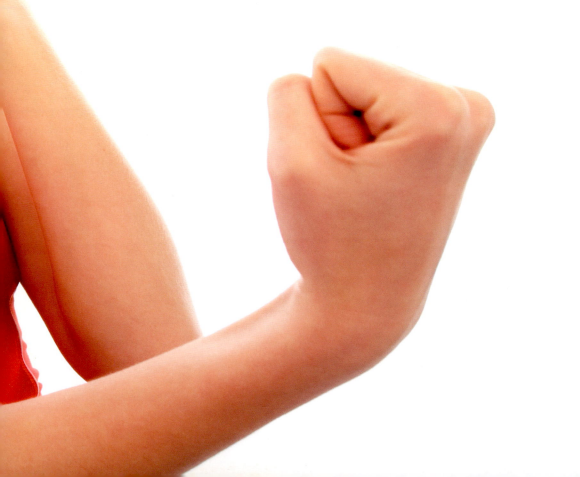

>> **Boostez** l'élimination des calories

Vous vous entraînez dur et vous évitez de manger trop sucré ou trop gras, mais vous ne parvenez pas à perdre assez de poids. La difficulté vient peut-être de votre métabolisme, mais vous pouvez agir. Voici donc le moment de s'attaquer à ce problème.

Le métabolisme est l'ensemble des processus chimiques qui se produisent à l'intérieur de chaque cellule de votre corps et vous permet de vivre et d'agir. Contrôlé par les hormones et le système nerveux, il permet à votre organisme de fonctionner comme il le doit.

Aucun de ces processus chimiques ne peut avoir lieu sans énergie, et votre corps la fabrique grâce aux calories des aliments dont vous vous nourrissez.

Votre métabolisme de base (voir p. 10-11) correspond au nombre de calories nécessaires au fonctionnement de votre corps – même pendant votre sommeil. Vous avez aussi besoin de calories pour vos activités physiques, qu'il s'agisse de vous brosser les dents ou de vous entraîner pour les Jeux Olympiques. Voici donc la ligne de conduite à suivre : pour perdre du poids, vous devez brûler plus de calories que vous n'en absorbez.

Brûler plus, brûler moins

Certains facteurs qui influencent votre métabolisme, comme votre sexe ou votre âge, sont incontrôlables. Si vous êtes un homme, vous avez besoin de plus de calories par jour qu'une femme. En vieillissant, votre métabolisme ralentit et vous brûlez moins de calories.

Si vous souhaitez perdre du poids, vous devez vous concentrer sur les facteurs que vous pouvez contrôler. L'un correspond à votre activité physique – plus vous êtes actif, plus vous éliminez. L'autre est votre rapport graisse/muscle. Les deux sont évidemment liés. Plus vous êtes actif – en particulier si

>> Curiosités caloriques

● **Trop chaud ? Trop froid ?** Si le climat est très chaud ou très froid, votre corps travaille plus pour se maintenir à la bonne température. Naturellement, cela accélère votre métabolisme.

● **Debout pour la forme.** Se tenir debout demande plus d'énergie que rester assis, donc, la prochaine fois que vous n'aurez pas de siège dans le bus, prenez-le comme une séance d'exercice gratuite et profitez-en.

● **L'heure des repas.** Votre métabolisme est plus fort juste après une séance de sport, donc, si vous mangez tout de suite après avoir fait de l'exercice, vous brûlez plus de calories.

● **La bougeotte paye.** Une étude américaine a démontré qu'avoir la bougeotte produisait un effet de « thermogenèse induite ». Autrement dit, les participants à l'étude dont la masse grasse était plus importante brûlaient 350 calories de moins par jour que les autres plus sveltes. Les gens minces ont plus la bougeotte et sont plus actifs.

● **L'atout masculin.** Les hommes ont en général un métabolisme plus rapide que les femmes car ils sont souvent plus grands et leur masse grasse est moins importante.

Exercez votre cerveau Lui aussi utilise des calories. Ses neurones produisent des neurotransmetteurs pour relayer les signaux qu'il envoie aux différentes parties de votre corps. Pour les produire, les neurones ont besoin d'énergie qu'ils trouvent sous forme de glucose dans le sang. Donc, toutes les activités qui demandent de la concentration et de la coordination, comme la danse et l'aérobic, nécessitent un effort mental et donc plus d'énergie. Vous brûlez alors encore plus de calories.

vous vous entraînez de manière spécifique (voir p. 119) – plus vous augmentez votre masse musculaire, et si votre rapport graisse/muscle est bon, vous brûlez plus de calories (voir p. 11). Il s'agit donc d'une relation « gagnant/gagnant ».

En vieillissant, nous perdons en général de la masse musculaire, car nous sommes moins actifs. Donc faire du sport à cet âge permet d'inverser le processus. Même plus vieux, vous pouvez obtenir de bons résultats, mais vous devez travailler plus dur que lorsque votre corps avait dix ans de moins.

Aide pour rester actif

Si vous ne voulez pas prendre du poids, ou si vous voulez en perdre, la clé est d'augmenter votre taux d'activité. Il se peut que vous ayez besoin d'aide pour commencer, ou pour rester actif. Si c'est le cas, il existe de nombreux professionnels vers lesquels vous pouvez vous tourner.

Un coach personnel par exemple. Il pourra vous aider en élaborant votre bilan d'activité, en concevant un programme d'entraînement personnalisé, en vous rendant visite régulièrement pour contrôler vos progrès ou en s'entraînant avec vous. Bien sûr, ce n'est pas une option « bon marché ».

Une solution moins coûteuse serait de rejoindre un cours de gym et de travailler avec un instructeur. Il vous montrera comment utiliser les différentes machines, vous pèsera, établira votre pourcentage de graisse (voir p. 120), mesurera votre capacité pulmonaire et votre souplesse. Un programme de remise en forme vous sera remis, et, toutes les 6 à 8 semaines, vous ferez un bilan pour surveiller vos progrès.

Consulter un ostéopathe ou un physiothérapeute peut aussi vous aider à reprendre une activité. Il pourra identifier les faiblesses dont votre corps souffre – raideur des genoux ou des hanches, par exemple – ou celles à venir, si vous travaillez penché sur un ordinateur toute la journée par exemple. De tels conseils n'ont pas de prix car non seulement ils peuvent vous éviter d'aggraver la situation, mais aussi prévenir les problèmes futurs.

Votre ostéopathe ou votre physiothérapeute peuvent aussi vous conseiller l'activité la mieux adaptée pour vous.

Vous avez besoin d'exercices de renforcement pour augmenter votre masse musculaire et améliorer votre rapport graisse/muscle (voir p. 11). Vos muscles doivent résister à un poids, par exemple celui d'un ballon lesté comme le « medicine ball » de cette photo. Vous pouvez aussi travailler contre la gravité et utiliser le poids de votre corps comme pour des pompes ou des flexions.

118

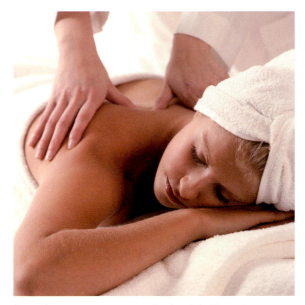

Consulter un masseur peut s'avérer bénéfique. Le massage permet d'éliminer les tensions de vos muscles avant ou après votre entraînement. De plus, il agit aussi sur votre circulation sanguine.

À chaque âge son activité

L'Organisation Mondiale de la Santé définit ainsi ce qu'est la « forme physique » : « Notre capacité à accomplir avec vivacité et efficacité nos tâches quotidiennes tout en conservant suffisamment d'énergie pour nos loisirs. » Si vous êtes plutôt en forme, vous devez vous reconnaître dans cette définition, et, quel que soit votre âge, vous pouvez vous adonner à n'importe quel type d'activité. Pourtant, certains types d'exercices semblent mieux adaptés aux différentes étapes de votre vie.

De 20 à 30 ans, nous passons en général tellement de temps à nous amuser que nous ne réalisons pas la chance que nous avons. Notre croissance est juste terminée, notre métabolisme de base est élevé et donc il nous suffit d'un tout petit peu d'exercice pour d'énormes résultats. À cet âge, tout type d'entraînement est bon pour vous, tournez-vous vers les activités cardiaques intensives (comme la course ou le jogging), l'aérobic, le vélo, la natation et les exercices de renforcement pour lesquels vous pouvez utiliser le poids de votre

>> **Astuces** Boostez l'élimination

- **Travaillez votre résistance** Vos muscles brûlent des calories (voir p. 10) et les exercices de résistance permettent de développer votre masse musculaire. L'entraînement consiste à « surcharger » vos muscles – travailler leur demande plus d'effort. Utilisez des poids au club de gym, mais veillez à bien savoir les manipuler. À la maison, servez-vous de bandes de résistances.

- **Variez les exercices.** Je vous ai déjà expliqué que si vous ne variez pas les exercices, vous atteindrez un « plateau » (voir p. 15). À la fin de vos séances, vous ne serez plus content de vous comme vous l'étiez au début. Il se peut aussi que vous preniez du poids, même si vous ne mangez pas plus et si vous vous entraînez toujours autant. Cela s'explique par le fait que votre corps s'est habitué à l'exercice et devient plus efficace car il anticipe les étapes de votre programme. Surprenez-le !

- **Ajoutez des pointes d'accélération** à vos séances d'aérobic. Cela stimule votre rythme cardiaque et vous brûlez plus de calories. Si vous marchez, accélérez pendant 20 à 30 secondes, puis ralentissez à nouveau. Répétez ces pointes de vitesse à intervalles réguliers et faites-les durer de plus en plus longtemps.

corps en faisant des pompes ou des flexions, ou bien des haltères.

Si vous souffrez de problèmes spécifiques comme un surpoids ou une mauvaise posture, c'est le moment de vous y atteler. Votre corps est encore jeune et adaptable, il répondra plus vite au changement. Prenez de bonnes habitudes physiques et alimentaires.

De 30 à 40 ans. En général, c'est entre 28 et 32 ans que nous réalisons que notre corps n'est plus

Le yoga est efficace quel que soit votre âge. Les différentes positions stimulent le système endocrinien qui sécrète les hormones et aident à conserver votre tonus musculaire. Le yoga est aussi idéal pour chasser le stress

le même. Une étude a démontré que 2 kilos de notre masse musculaire se transforment en graisse tous les dix ans à partir de nos trente ans. Même si vous pesez le même poids qu'à vos vingt ans, votre masse musculaire est moins importante.

Vous pouvez la mesurer dans tous les clubs de gym ou bien acheter un appareil qui vous permettra de le faire chez vous. Pour une femme âgée de 20 à 39 ans, le pourcentage normal de graisse se situe entre 21 et 33% – de 40 à 59 ans, il doit se situer entre 23 et 34. Si votre masse grasse est trop importante, plus vous attendrez, plus il sera difficile de vous en débarrasser. Pour moi, l'aérobic est un incroyable brûle-graisse quel que soit l'exercice que vous pratiquez, travaillez en rythme et faites durer vos séquences.

Si vous ne vous êtes pas encore mis aux exercices de résistance, c'est le bon moment car vos os commencent à perdre de leur densité, ce qui peut conduire plus tard vers des problèmes d'ostéoporose ou de fractures. Ce type d'exercice permet de ralentir la perte de minéraux tout en vous musclant.

De 40 à 50 ans. Que vous croyiez ou non que vos 40 ans sont une nouvelle jeunesse, nous avons tant de ressources à vous présenter que vous continuerez sans aucun doute à vous sentir belle et en pleine forme.

L'heure est venue de ralentir votre entraînement intensif (course, jogging) pour passer à des activités « low-impact » (marche, rameur) pour protéger vos genoux. Quand vous marchez, gardez un esprit « aérobic » et balancez vos bras ou portez des poids dans vos mains. Vous souhaitez peut-être travailler les muscles de votre tronc pour conserver ou retrouver votre splendide petit ventre plat. Essayez des exercices ciblés comme les abdos ou les pompes, ou inscrivez-vous à des cours de Pilates. Vous devriez aussi continuer ou vous mettre aux exercices de résistance.

Pensez à incorporer des étirements à vos entraînements. Ils vous aident non seulement à amplifier vos mouvements, mais sont aussi excellents pour le tonus musculaire. Le yoga et le Pilates sont idéaux pour s'étirer.

À partir de 50 ans. Si vous venez de fêter vos 50 ans et n'avez jamais fait de sport, rappelez-vous qu'il n'est jamais trop tard, même si votre métabolisme ralentit (voir p. 116). Si vous débutez, rejoignez un club de gym pour effectuer un bilan de forme physique et vous entraîner en toute sécurité.

Continuez ou mettez-vous aux exercices de résistance pour protéger vos os et pratiquez la natation ou la marche pour stimuler votre cœur en douceur.

Enfin, n'oubliez pas de vous étirer. Si vous êtes chanceux, à cet âge de votre vie vous devez avoir plus de temps pour vous, vous pouvez donc vous concentrer sur votre corps pour le maintenir en bonne condition aujourd'hui et pour encore bien des années à venir.

Surveillez votre régime alimentaire

Comme nous l'avons vu, les calories sont des unités d'énergie issues des aliments que nous consommons (voir p. 10) – lipides, glucides et protéines. Nous absorbons des sucres rapides et des sucres lents (pains, céréales, féculents, légumes). Les lipides se trouvent souvent dans les huiles, le beurre, les viandes et les fromages. Mais tous les aliments de type « junk food », les gâteaux et les biscuits en contiennent aussi. On trouve des protéines dans la viande, le poisson, les œufs, le fromage et dans certains légumes secs et certaines graines.

En règle générale, il ne faut ni manger trop gras – évitez les graisses contenues dans les aliments industriels ou les plats préparés – ni trop sucré. L'alcool et la caféine sont aussi déconseillés. Nous devrions tous consommer plus de sucres complexes, plus de fibres (fruits et légumes) et plus d'eau.

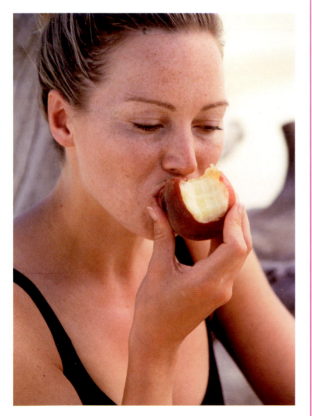

Aujourd'hui, il est recommandé de consommer 5 fruits et légumes par jour pour rester en bonne santé.

>> Conseils alimentaires

- **Mangez des protéines** Votre métabolisme de base (voir p. 10) s'accélère après un repas car vous avez besoin d'énergie pour manger, digérer et assimiler les aliments. On appelle cela « l'effet thermique ». Il varie en fonction du type d'aliments que vous consommez. Les protéines font augmenter votre métabolisme de 30%, les glucides de 6%, et les lipides seulement de 4 %. Les protéines sont donc les grands vainqueurs !

- **Mangez épicé** Les plats contenant du piment, du raifort ou de la moutarde ont un effet thermique fort. En manger accélère donc votre métabolisme.

- **Mangez iodé** Un régime pauvre en iode réduit vos fonctions thyroïdiennes et ralentit donc votre métabolisme. Une alimentation équilibrée apporte environ 300 µg d'iode par jour. On en trouve dans les poissons et les fruits de mer, mais si vous y êtes allergique, l'iode existe sous forme de complément alimentaire. Toutefois, trop d'iode est malsain, mieux vaut donc demander l'avis de votre médecin.

- **Prenez un petit-déjeuner** Votre métabolisme est plus fort le matin et ralentit progressivement tout au long de la journée, profitez-en. Une étude américaine démontre que la prise d'un vrai repas le matin accélère le métabolisme de 10%, alors que les gens qui sautent le petit-déjeuner ont un métabolisme très bas.

- **Ne faites pas de régime draconien** Si vous ne mangez pas assez, votre métabolisme ralentit pour que votre corps conserve l'énergie dont il dispose. Les régimes trop sévères ralentissent le métabolisme de 15% et vous perdez aussi du tissu musculaire.

>> **Changez** d'air

Pour commencer, vous pouvez idéalement et confortablement vous entraîner dans votre salon, mais si votre corps en demande plus, pourquoi ne pas changer d'air ? Le monde extérieur vous attend pour passer à l'étape supérieure.

Continuez à vous entraîner chez vous, mais faites en sorte que l'exercice fasse partie intégrante de votre vie de manière régulière. Voici quelques conseils pour y parvenir.

Sortez

Si la séquence course vous plaît, vous avez peut-être envie d'aller courir dehors. L'erreur que font la plupart des gens lorsqu'ils commencent le jogging, c'est d'aller trop vite, et ils abandonnent souvent. Voici mon conseil pour les débutants : courez d'un lampadaire au suivant, puis marchez jusqu'au prochain et ainsi de suite. Quand vous vous sentirez à l'aise, essayez de courir en dépassant deux lampadaires et de marcher jusqu'au suivant. Gardez le rythme pour ne pas vous essouffler.

Si vous êtes en surpoids ou souffrez de problèmes de dos ou d'articulations, mieux vaut pratiquer la marche. Si vous êtes plus âgé, essayez la marche en tenant des poids dans vos mains, ou bien la marche rapide en côte. Votre entraînement sera aussi intense que si vous courriez.

À la piscine

La piscine est l'endroit idéal pour s'entraîner car vous brûlez des calories en protégeant vos articulations. L'eau supporte 90% du poids de votre corps. Nager le crawl est excellent pour éliminer.

Si vous n'aimez pas nager, essayez l'aquagym. Il s'agit d'exercices d'aérobic (voir p. 11) dans l'eau. Encore une fois, l'eau vous supporte, même si vous vous entraînez dans le petit bassin. Pendant un cours classique vous marchez, courez en avant et en arrière, vous sautez et vous faites même parfois des mouvements de ski de fond. Cela ressemble beaucoup à la séquence Course (voir pp. 70-81), mais dans l'eau.

Inscrivez-vous dans un club

Cela vous permet d'utiliser différents appareils, mais aussi de varier les exercices, ce qui est bon pour brûler des calories. Si vous aimez courir, vous pouvez utiliser un tapis roulant, ou encore le régler

---

>> **Astuces** pour aller plus loin

- **À l'extérieur,** courez sur l'herbe plutôt que sur du bitume. Vous protégerez ainsi vos genoux de toute tension.

- **Au club de gym,** demandez conseil à un entraîneur. Vous utiliserez ainsi correctement l'équipement. Vous pouvez aussi lui demander d'établir pour vous un programme

- **Avant de rejoindre un cours**, assistez à une séance pour être certain que cela vous plait. La plupart des clubs et des centres de loisirs vous y autorisent.

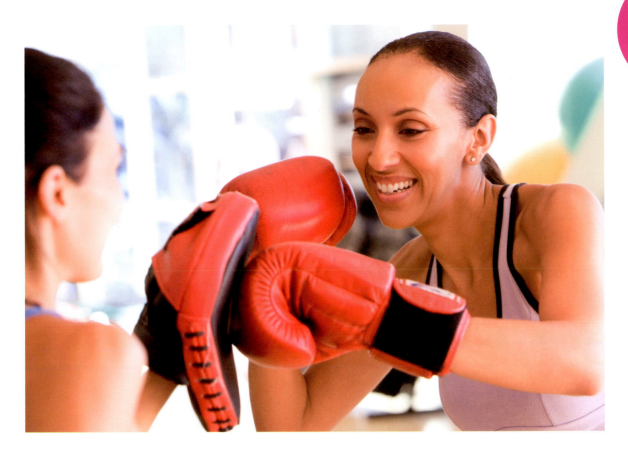

pour qu'il simule une côte. Les vélos, les rameurs et les steppeurs sont idéaux pour une séquence de cardio-training.

Les clubs proposent aussi différentes machines permettant de travailler la force et la résistance. Elles vous permettent de développer vos muscles et de renforcer les os pour lutter contre l'ostéoporose. Chacune cible une zone particulière du corps, mais vous pouvez aussi travailler avec des haltères ou des medicine balls.

Inscrivez-vous à un cours

Si vous êtes prêts pour passer au niveau supérieur en danse, en aérobic ou en boxe, inscrivez-vous à un cours. Ceux de danses sont nombreux : danse de salon, salsa, hip-hop. On s'y amuse et on y fait de nouvelles rencontres. Vous pouvez aussi vous réunir entre amies et brûler ensemble vos calories. Il existe aussi différentes classes d'aérobic, mais

La boxe est de plus en plus populaire auprès des femmes. En boxant avec un partenaire ou avec un "punching ball" vous brûler en moyenne 165 calories en 15 minutes

toutes se font en musique, comme la séquence de ce livre. Comme vous le savez déjà, c'est un excellent stimulant pour la motivation.

Enfin, il existe des clubs de boxe. Après les 15 minutes d'essai, vous avez peut-être envie de chausser les gants, ou bien d'essayer le kickboxing – similaire à la boxe mais dont les coups s'inspirent des arts martiaux.

Remerciements

Remerciements de l'auteur

Merci à ma famille pour son soutien, pour sa présence dans tous mes projets... Maman, papa, Jazzie, Jessye, Mahlon et Maia. Tout est possible grâce à vous.

Merci Dagmar, Ricky, Bunty, Kate, Tracy, Dianne, Rodney, Aitch, Chrystelle, Janet et Anita.

Merci à ceux qui m'écoutent ou qui font semblant de le faire.

Merci à Joey Dubens qui a toujours été là et m'a toujours encouragée.

Merci à Brigsy pour le maquillage.

Merci à l'équipe de DK.

À Borra Garson pour ses gâteaux aux cerises light.

Remerciements de l'éditeur

Dorling Kindersley remercie le photographe Ruth Jenkinson et son assistante Carly Churchill ; Viv Riley de Touch Studios ; le mannequin Carla Collins ; Rachle Jones et Brigitta Smart pour les coiffures et le maquillage ; Peter Kirkham pour la relecture ; Hilary Bird pour l'index.

Crédits photo

L'éditeur tient à remercier :
Corbis : Comstock 119 ; Cathrine Wessel 11, Getty Images : Image Source 12 ; Tetra Images 120 ; Photolibrary : Stockbroker 123.

Toutes les autres photos © Dorling Kindersley
Pour plus d'informations : www.dkimages.com

À propos d'Efua Baker

Efua a commencé sa carrière comme danseuse et mannequin. Depuis 15 ans, elle est devenu coach personnel ou « sculpteuse de corps », comme elle se définit elle-même. Dans le centre qu'elle dirige à Londres, elle s'assure que ses clients se sentent bien dans leur tête et dans leur corps.

Efua s'est fait un nom dans le monde du fitness grâce à sa méthode efficace du « Body turnaround ».

Efua a aussi développé des programmes d'exercices destinés aux jeunes mamans, aux ados, et à toute la famille.

Elle s'inspire de différentes disciplines telles que la danse, le body-building, les arts martiaux, le yoga et la boxe. Sa devise est : « Qui que vous soyez, il ne vous manque qu'une séquence d'entraînement pour vous sentir mieux et plus beau. »

Notes

Notes